MEIN DRITTES LEBEN

**Multiple Sklerose schlug zu.
Doch ich schlug zurück!**

ROLAND TASSLER

www.masterplanzumerfolg.com

Überarbeite Neuausgabe: 2.2

ISBN-10: 1533341192
ISBN-13: 978-1533341198

INHALTSVERZEICHNIS

VORWORT

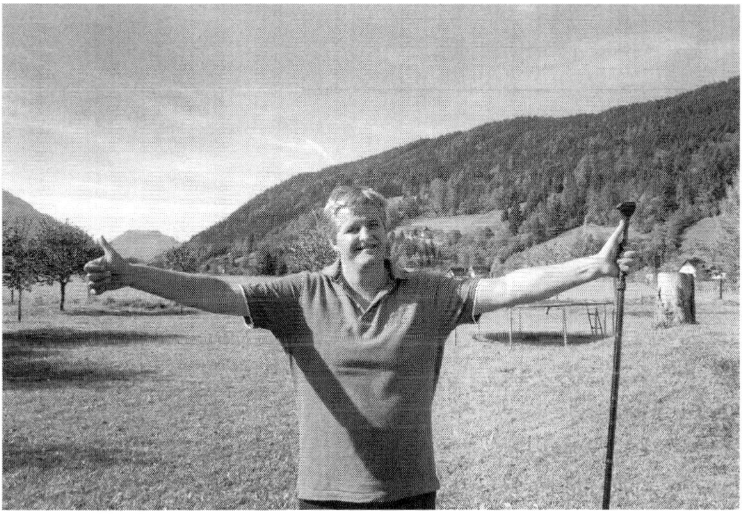

Mein Name ist **Roland Tassler**. Ich komme aus Wien, Österreich, bin 49 Jahre jung (geboren 1967) und habe seit 2003 die Autoimmunerkrankung **Multiple Sklerose** mit progredienter Verlaufsform, was bedeutet, dass es mit der Zeit unaufhörlich und zunehmend schlechter wird [7].

Eines gleich vorneweg: Ich schreibe so, wie mir der Schnabel gewachsen ist. Meine Ausdrucksweise mag zwar für manche etwas befremdlich wirken, aber ich bin einfach so. Ich habe das Schreiben eines Buches nie gelernt und auch nie vorgehabt. Die Lebensumstände machen es meines Erachtens aber notwendig, alles niederzuschreiben, bevor es vergessen wird. Durch meine Krankheit und dessen körperlichen Einschränkungen, habe ich dieses Buch mit zwei Fingern auf meinem Notebook geschrieben. Meine Grammatik mag auch nicht die Beste sein, aber es wäre sinnlos sich darüber zu empören. Ich denke, jeder versteht das Wesentliche und darf etwaige Rechtschreibfehler, die er findet, behalten. Mir sind meine Rechtschreibfehler irgendwie egal. Überlese sie einfach und verschwende keine Energie daran.

Das zweite gleich hintennach: Ich erlaube mir dich, lieber Leser, in diesem Buch per „du“ anzureden. Ich denke, dass jemand, der dieses Buch liest, anderes im Sinn hat als auf das „Sie“ zu bestehen. Außerdem kann ich auch ohne dem „Sie“ höflich sein! Sollte aber jemand auf das „Sie“ bestehen, so denken Sie sich einfach bei jedem geschriebenen „du“ das „Sie“ dazu.

Ich möchte hier auch gleich noch etwas in eigener Sache festhalten. Da ich kein Mediziner bin und „nur“ Erfahrung am eigenen Leib habe, ist es mir nicht erlaubt Wörter wie „HEILEN“ oder Empfehlungen wie „Mach das so“ zu verwenden. Ich darf rechtlich keine Aussagen über „Behandlungen“ tätigen, da ich mich damit strafbar machen würde. Darum habe ich in diesem Buch nur über meine eigenen Erfahrungen geschrieben. Es ist ganz wichtig zu sagen, dass meine Erfolge für jeden nur individuell anwendbar sind. Gesundwerden ist ein sich ständig entwickelnder dynamischer Prozess, der sehr oft angepasst und/oder verändert werden muss!

Wenn jemand etwas aus diesem Buch nur nachmacht, dann können ganz andere Ergebnisse dabei herauskommen als bei mir. Es muss jedem klar sein, dass meine „Eigentherapie“ auf mich und meinen Körper zugeschnitten ist und war. Ich wog anfangs ja auch 110 kg, und da waren die Voraussetzungen ganz anders als sie bei einem Menschen mit 60 kg wären. Ich kann und darf also nicht alles so schreiben, wie ich möchte. Ich habe ja nur meine Erfahrung und keinen Doktortitel.

Zwei Gründe haben mich dazu bewegt, dieses Buch zu schreiben. Der erste ist, dass ich den Hoffnungslosen wieder Hoffnung geben möchte, da ich weiß, wie leer sich das Leben ohne Hoffnung anfühlen kann. Ich bin einer wie du, einer von euch und kein weltfremder Theoretiker, der nichts selbst erlebt hat. Ich muss einfach die Erlebnisse der letzten zwei Jahre weitergeben, da sie mein Leben so sehr verändert haben. Eine körperliche Verbesserung in so kurzer Zeit darf man nicht für sich behalten oder verschweigen. Es gibt Hoffnung, und zwar für jeden!

Der zweite Grund dieses Buch zu schreiben ist um darauf aufmerksam zu machen, dass es mehr Möglichkeiten gibt, Menschen zu heilen oder deren Gesundheitszustand wesentlich zu verbessern, als es die Schulmedizin im Normalfall tut. Ich bin kein Mediziner, aber ich habe etwas ganz Entscheidendes: Ich habe Erfahrung am eigenen Leib! Das ist ein sehr großer Unterschied, wie ich später noch erklären werde.

Dieses Buch kann Dir helfen neue Sichtweisen auf das Wort „unheilbar" zu finden. Es zeigt Dir neue Wege aus scheinbar unlösbaren Situationen. Du kannst Lebensfreude und Kraft aus diesem Buch schöpfen und Deinem Leben neuen Antrieb verleihen.

Dieses Buch ist genau RICHTIG für Dich, wenn...

- Du in einer hoffnungslosen Lebenskrise feststeckst
- Du an Multiple Sklerose oder „unheilbar“ erkrankt bist, ohne Zukunftsperspektive
- Du bereit bist Dein Leben selbst in die Hand zu nehmen

Dieses Buch ist NICHT für Dich, wenn...

- Du bereits alles weißt und keinen Rat mehr brauchst
- Du NUR auf die Schulmedizin vertraust und keine Alternativen in Betracht ziehst
- Du Dein Wohl ausschließlich anderen überlässt

Am Ende dieses Buches habe ich einige exklusive **Bonus Ressourcen** für Leser aufgelistet und mit einem Internet Link zu einer Ressourcen Webseite versehen. Dort kannst Du Kurz-Videos von den tatsächlichen Schauplätzen und Aktionen sehen, die ich in diesem Buch beschreibe. Ich füge auch meinen Tagesablauf bei, sowie eine Liste wichtiger Internet Links (Verknüpfungen), eine Bücherliste und andere Ressourcen, die Dir in Deiner Zielerreichung erheblich helfen können, egal ob Du MS hast oder nicht.

Dies ist meine Geschichte, vom bettlägerigen Pflegefall bis zum heutigen Tag, ohne Rollstuhl und sogar mit einem eigenen Auto. In diesem Buch zeige ich, wie ich es geschafft habe und wie jeder es schaffen kann. Ich möchte allen Hoffnungslosen und unheilbar Erkrankten Hoffnung geben. Du bist nicht alleine mit Deinen Sorgen und Ängsten. Wir können oft wesentlich mehr erreichen, als uns andere weismachen wollen, inkl. der Schulmedizin. Irgendwo gibt es immer eine Lösung. Wir müssen sie nur suchen. Es lohnt sich.

Roland Tassler, Wien, 01. Mai 2016

KAPITEL 1: DAS MS-GESUNDHEITSUMFELD

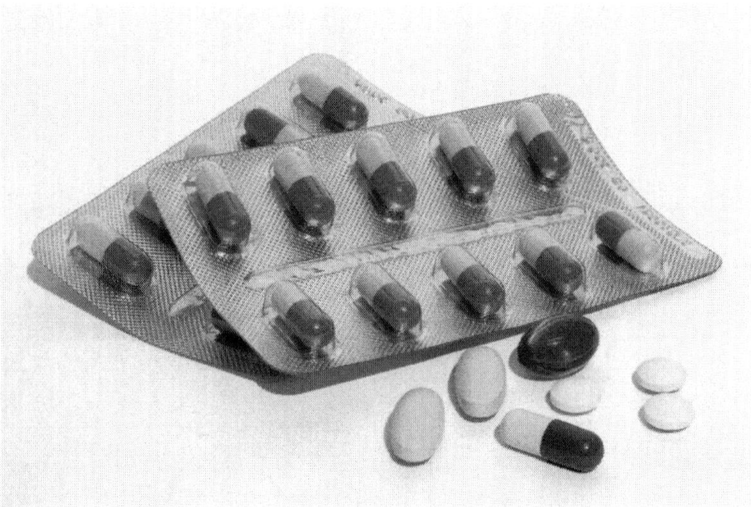

Das MS-Gesundheitsumfeld

Damit du meine Situation besser verstehen kannst, erkläre ich als erstes meine Krankheit Multiple Sklerose (MS) im Rahmen des Gesundheitsumfeldes, in dem ich lebe und wie es mich beeinflusst hat. In den darauffolgenden Kapiteln erkläre ich dann wie meine Krankheit mich zuerst beherrscht und erniedrigt hat, während mein Gesundheitsumfeld diesen abfallenden Verlauf als normal und unabdingbar hingenommen und sogar gefördert hat.

Ich gebe dir einzigartige Einsichten, wie ich mich von diesen Krankheitsfesseln lösen konnte. Sehr viel Einfluss hatten meine bisherigen Glaubenssätze, bzw. wie ich meine Krankheit, dessen Heilungschancen, mich selbst und meine Selbstverantwortung (die ich aufgegeben hatte) sah.

Nun zuerst zum Gesundheitsumfeld, weil es mir die Hoffnung geraubt hat überhaupt andere, alternative und wirksamere Wege in Betracht zu ziehen.

Das System „Schulmedizin"

Die Schulmedizin sollte nach bestem Wissen und Gewissen für den Patienten da sein. Tut sie das denn wirklich, oder ist sie als Sklave mit der mächtigen Pharmaindustrie zu sehr verwoben? Lernen die Ärzte für den Patienten da zu sein, oder nur noch so viel Geld wie möglich zu verdienen? Darf sich ein Arzt gar nicht mehr um die Gesundheit und die nachhaltige Heilung der Patienten kümmern, oder macht er ihr Leiden nur symptomatisch „erträglicher"?

Es scheint mir fast, als ob das jetzige medizinische System als ein regelrechtes Geschäftsmodell aufgebaut ist, dass eher auf finanziellen Gewinn als auf kostengünstiger und effektiver Heilung mit natürlichen Mitteln ausgerichtet ist.

Dadurch kommen weitere Fragen und Eindrücke auf, wie z.B. ob die Pharmaindustrie viel mehr Interesse an Stammkunden hat, denn davon lebt sie ja, oder? Das ist mit einem so strukturierten System, bei dem das Geld nur solange fließt, solange Menschen krank sind, etwas zum überdenken. Ein kranker Mensch ist der beste Kunde. Ist ja auch nachvollziehbar. Mit einem Gesunden lässt sich kaum Geld verdienen.

Ist ein angehender Arzt oder Medizinstudent nur so lange an der Universität erwünscht, so lange er brav das tut, was ihm der Professor beibringt? Was passiert, wenn er anfängt selbstständig zu denken und kritische Fragen zu stellen, z.B., wenn er bemerkt, dass nicht die humanitäre Hilfe, sondern eher Geschäftemacherei (oft auf Kosten der Kranken oder der Krankenkassen) im Vordergrund steht? Dann wird er es im weiteren Verlauf seines Studiums wahrscheinlich schwer haben...

Wird es den Ärzten vom System her abgewöhnt zu heilen, oder wird ihnen vielmehr beigebracht, dass sich nur mit chronisch kranken Menschen richtig viel Geld verdienen lässt? Bei einem Vortrag verteidigte einmal eine Dame die Ärzte. Sie vertrat die Ärzteschaft und sagte: „Ärzte müssen ja auch von etwas leben!" Ja, stimmt! Das ist auch meine Meinung. Aber meine Frage zuvor lautete: „Warum heilen Ärzte nicht, wenn sie es doch wissen und können sollten?" Jeder kann sich darüber seinen Teil denken!

Ich möchte aber damit nicht sagen, dass es nur solche Ärzte gibt. Nein, es gibt auch sehr gute andere Ärzte. Auf Kassenärzten lastet ein großer Druck. Darum handeln sie, wie sie handeln. Wahrscheinlich fällt es ihnen gar nicht mehr auf. Privatärzte dagegen unterliegen diesem Zwang nicht mehr so stark und können sich mehr Zeit für den Patienten und für wirkliche Heilung nehmen. Der Haken daran ist nur, dass man sich das leisten können muss. Denk einmal an dich selbst: Zu welchem Arzt würdest du gehen, wenn Geld keine Rolle spielte? Genau! Es gibt demnach vielleicht doch eine Zweiklassenmedizin.

Medizin vs. Wissenschaft

Warum hinkt die Schulmedizin der wissenschaftlichen Forschung um viele Jahre hinterher? Werden manche Erkenntnisse womöglich zurückgehalten? Will man damit wohl am Leid der Kranken möglichst lange Geld verdienen? Diese Vermutung erhärtet sich immer mehr. Es dreht mir der Magen um, wenn ich an so manche gängige Praxis der Ärzte denke. Wie erklärt man einem sterbenskranken Krebspatienten, dass ein nicht zugelassenes Medikament ihn vielleicht retten könnte, man es aber nicht verwenden darf, da es „Nebenwirkungen" haben könnte? Ich denke, der Krebspatient hätte andere Sorgen als „Nebenwirkungen", wenn es um sein Leben geht. Ich rede nicht von Medikamenten wie Contergan, bei dem es nicht um Leben oder Tod ging. Ich rede von Medikamenten, die wirklich helfen können und dem Patienten aus wirtschaftlichen Gründen (z.B. zu geringer Profit) vorenthalten werden.

Wissenschaftliche Forschungen über MS

Gerade zu MS (Multiple Sklerose) gibt es einige wissenschaftliche Forschungen, die belegen wie diese Krankheit geheilt oder zumindest stark verbessert werden könnte. Da wären einige Möglichkeiten gegeben, wie zum

Beispiel die Vitamin-B-Behandlung, auf die viele MS-Patienten gut ansprechen und die ausgezeichnete Erfolge erzielt.

Auch das Präparat Tecfidera, das ursprünglich zur Behandlung von Schuppenflechte von Krankenkassen aufgenommen wurde, hat bei MS-Patienten geholfen. Als der Pharmakonzern bemerkte, wie gut es gegen MS wirkte, wurde es kurzer Hand so verteuert, dass es sich nur noch wenige Menschen leisten konnten und können. Die Preissteigerung einer **Jahresdosis** für einen Kranken war plötzlich von $ 2.000 (USD) auf stolze $ **55.000 (USD)** gestiegen!!! Nachzulesen auf

http://www.srf.ch/konsum/themen/gesundheit/gierige-pharmafirma-so-zockt-sie-schwerkranke-ab [1]

Zu erwähnen sind des Weiteren die Vitamin-D3-Behandlung und die Stammzellenbehandlung! Man könnte so einiges tun, aber wenn das Geld nicht ausreicht, bekommst du nichts von diesen Lösungen ab. So einfach ist die Wahrheit.

Mein Weg ist nur einer von vielen, aber er ist für Menschen begehbar, die nicht so viel Geld haben. Dieser Weg ist auf Selbstverantwortung aufgebaut und zeigt, dass man noch vieles erreichen kann, nachdem Ärzte schon lange aufgegeben haben.

Was ist MS wirklich?

Noch etwas zum besseren Verständnis: „MS“ bedeutet NICHT, wie oft fälschlich vermutet wird, Muskelschwund.

MS wird im Wikipedia wie folgt beschrieben:

„Die multiple Sklerose (MS), auch als Encephalomyelitis disseminata (ED) bezeichnet, ist eine chronisch-entzündliche Erkrankung, bei der die Markscheiden (= Myelinscheiden = elektrisch isolierende äußere Schicht der Nervenfasern) im zentralen Nervensystem (ZNS) angegriffen sind. Die Ursache dieser sog. Entmarkungserkrankung ist trotz großer Forschungsanstrengungen noch nicht geklärt. Sie ist neben der Epilepsie eine der häufigsten neurologischen Krankheiten bei jungen Erwachsenen und von erheblicher sozialmedizinischer Bedeutung.

„Bei der multiple Sklerose entstehen in der weißen Substanz von Gehirn und Rückenmark verstreut vielfache (multiple) entzündliche Entmarkungsherde, die vermutlich durch den Angriff körpereigener Abwehrzellen auf die Myelinscheiden der Nervenzellfortsätze verursacht werden. Da die Entmarkungsherde im gesamten ZNS auftreten können, kann die multiple Sklerose fast jedes neurologische Symptom verursachen. Sehstörungen mit Minderung der Sehschärfe und Störungen der Augenbewegung (internukleäre Ophthalmoplegie) sind typisch, aber nicht spezifisch für die multiple Sklerose. Der Schweregrad der Behinderungen des Patienten wird häufig anhand einer Skala (EDSS) angegeben.

„Die Krankheit ist nicht heilbar, jedoch kann der Verlauf durch verschiedene Maßnahmen oft günstig beeinflusst werden. Entgegen der landläufigen Meinung führt die

multiple Sklerose nicht zwangsläufig zu schweren Behinderungen. Auch viele Jahre nach Beginn der Erkrankung bleibt die Mehrzahl der Patienten noch gehfähig.“ [2]

Es lohnt sich die wichtigsten Merkmale dieser Krankheit noch einmal zusammenzufassen:

- Chronische Entzündung und Entmarkung der äußeren Schichten der Nervenfasern
- Das zentrale Nervensystem (ZNS) ist dadurch insgesamt angegriffen
- Es kann sich durch jedes neurologische Symptom im ganzen Körper äußern, bzw. Beschwerden und Einschränkungen können überall und wahllos auftreten
- Ursache noch ungeklärt
- Krankheit ist nicht heilbar

Das MS-Damokles Schwert und die Entscheidungsfreiheit

Ich fühle mich wie der legendäre Damokles aus alter Zeit. Die Krankheit MS war das Schwert, das über mir hing. Wie bei Damokles hatte ich die Wahl mich zu entscheiden nicht diesen Platz an der königlichen Tafel (im übertragenen Sinn die Krankheit und die begrenzten Möglichkeiten der Schulmedizin) einzunehmen, über dem das Schwert hing.

Viele erkennen diese Entscheidungsmöglichkeit in Bezug auf ihre persönliche Gesundheit noch nicht. Deshalb schreibe ich Bücher und gebe Vorträge, um alle Menschen in meiner

Reichweite über die reellen Entscheidungsmöglichkeiten, die wir über unsere Gesundheit haben, aufzuklären. [3]

KAPITEL 2: MEIN ZWEITES LEBEN…

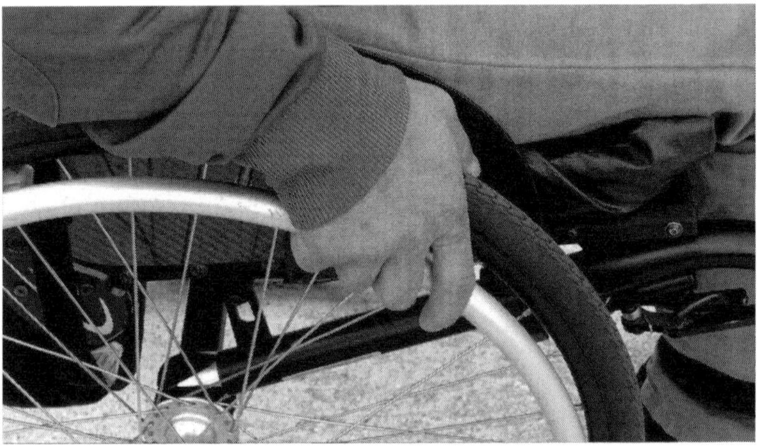

Das erste Leben war vor der Krankheit. Damit war ich eigentlich sehr zufrieden.

Das **zweite Leben war mit der Krankheit.** Ich würde es ja jedem gerne ersparen, doch sollte man versuchen zu verstehen, was diese Krankheit mit einem selbstständigen Menschen machen kann. Es beginnt bei jedem etwas anders. Der Verlauf ist ebenso individuell wie jeder einzelne Mensch mit dieser Krankheit umgeht? Wie mich diese Krankheit über die Jahre beeinträchtigt hat, versuche ich kurz zu erzählen.

Nun bin ich in **meinem dritten Leben**, seit ich die MS-Krankheit unter Kontrolle gebracht und sogar erheblich verbessert habe. Dies ist meine Geschichte.

In der **Fotogalerie** im letzten Teil des Buches kannst Du einige Fotos von meinem Verlauf sehen.

Mein erstes Leben – Vor meiner Erkrankung

Vor meiner Erkrankung war ich sehr sportlich, ging regelmäßig laufen, ins Fitnesscenter und Boogie-Woogie tanzen. Abgesehen von ein paar Verkühlungen oder Grippen war ich nie ernsthaft krank. Siehe auch *Foto 1 in der Fotogalerie* von meinem ersten, gesunden Leben.

Mein zweites Leben – Meine Erkrankung

Das erste Anzeichen meiner MS-Erkrankung war, dass ich **nicht mehr durchschlafen** konnte. Ich schlief abends ein und war zwei bis drei Stunden später wie auf Knopfdruck wach. Ich konnte dann auch nicht mehr einschlafen. Tagsüber wurde ich klarerweise müde, und auf Dauer belastete es nicht nur mich, sondern auch die Leistung in meinem Job.

Ich hatte auch immer wiederkehrende **Schwindelanfälle**, die so stark waren, dass ich ständig gegen Wände oder Türstöcke lief. Es war, als hätte ich im nüchternen Zustand einen Vollrausch. Diese Schwindelanfälle traten plötzlich auf und hielten teilweise über Stunden an, manchmal aber auch

Tage und Wochen. Die längste Phase war drei Wochen durchgehend! Mir war oft so schwindelig, dass mir beim Schließen der Augen schlecht wurde.

Das **Einschlafen** war der Horror. Ich stellte ein Bein aus dem Bett auf den Boden, damit es sich etwas erträglicher anfühlte.

Natürlich ging ich mehrmals zum Arzt, aber da wurde mir immer gesagt, es läge an Verspannungen im Nackenbereich. Also ging ich zur physikalischen Therapie, machte Massagen und Strombehandlungen, aber der Schwindel kam immer wieder.

Eines Tages im Fitnesscenter bemerkte ich, dass mein Körper ungewöhnlich **schwächelte**. Ich konnte schwere Gewichte, die ich immer verwendet habe, nicht mehr beherrschen. Das Gewicht fühlte sich schwerer an als sonst, und ich schaffte bei den einzelnen Übungen nicht mehr so viele Wiederholungen. Als mir dann einmal eine Hantel aus der Hand fiel und mich am Kopf traf, machte ich mir ernsthafte Gedanken, ob noch alles mit mir stimmte.

Jedenfalls fiel mir auf, dass meine Beine nach dem Training stark zu zittern begannen. Auch wurde meine körperliche **Regenerationszeit** nach dem Training **ungewöhnlich lange**. Aus Erfahrung wusste ich, dass ich zwei Tage nach dem Training denselben Muskel wieder beanspruchen konnte. Auf einmal brauchte ich dazu eine Woche, und dann noch länger, bis ich schließlich mit dem Training ganz aufhören musste.

Der Verfall

Bald darauf kamen **Muskelschmerzen** dazu, die in **chronischen Nervenentzündungen** endeten. Es war schlimm. Die Haut oder ein Muskel waren so gereizt und empfindlich, dass leichteste Berührungen, wie Kleidung anziehen oder nachts eine Decke überziehen, unmöglich waren.

An Schlafen oder Ausgehen war in dieser Zeit kaum zu denken. Wenn ich einschlief, dann vor **Erschöpfung** und **Übermüdung**. Der Körper schaltete für kurze Zeit einfach ab. Ich kannte ähnliche Symptome von Trainingskollegen, die verschiedene „Mittel" zum Muskelaufbau einnahmen, aber bei mir konnte das nicht der Fall sein, da ich mich niemals auf das gefährliche Spiel mit diversen „Hilfsmitteln" oder „Aufputschmitteln" eingelassen hatte.

Es folgten **unerträgliche Schmerzen** in der **Hüfte**, im **rechten Ellenbogen** und in beiden **Handgelenken**. An Training oder Tanzen war nicht mehr zu denken.

Zwei Monate später kamen auch **Empfindungsstörungen** in den **Fingern** der rechten Hand und im rechten **Oberarm** dazu. Diese äußerten sich beispielsweise durch **Taubheitsgefühle**, **Kribbeln** und extremer Empfindlichkeit in der **Temperaturwahrnehmung**.

Waschen wurde zum Spießrutenlauf. Das Wasser fühlte sich an einer Stelle zu kalt und an einer anderen zu warm an. Mit der eigentlichen **Temperatur** des Wassers hatte das aber nichts zu tun. Es tat einfach nur weh. Beim Duschen z. B.

war das Wasser an den Armen zu kalt und gleichzeitig an den Beinen zu heiß.

Schmerzen und schmerzfreie Zeiten wechselten sich immer wieder ab. Ich ging zum Arzt, doch der sagte nur, ich sollte es mit dem Training eine Zeit lang bleiben lassen. Das wird schon wieder meinte er. All das komme von den Verspannungen und dem zu extremen Training.

Aber es wurde nicht besser. **Muskelschwäche**, **Gangunsicherheit** und **Koordinationsstörungen** kamen langsam hinzu, und ich brauchte immer wieder einmal eine **Gehhilfe**. Mein rechtes Bein wurde allmählich immer steifer, und **Lähmungen** breiteten sich in verschiedenen Muskeln aus. Mein linkes Bein war nicht so schlimm betroffen, aber ich hatte auch da meine leichten Defizite in Form von **Hautirritationen**.

Manche **Schübe** waren am Anfang so stark, dass ich wochenlang ans Bett gefesselt war. Das Ganze geschah innerhalb der ersten fünf Jahre. Ständige Arztbesuche folgten, und immer öfter wurde mir teils direkt oder indirekt gesagt, dass ich nicht so wehleidig sein sollte. Ich wurde als Simulant und Hypochonder bezeichnet, aber ich wusste, dass etwas in mir nicht stimmte.

Rasche **Ermüdung** nach nur wenigen Minuten der Anstrengung und stundenlange **Mattigkeit** zählten ebenfalls zu den Symptomen. Was mir aber am meisten zu schaffen machte, waren die chronische Müdigkeit und die **Gleichgewichtsstörungen**, die ein ständiges Hinfallen zur Folge hatten.

Dazu kam die **Temperaturempfindlichkeit** im Sommer. Sie zwang mich in der Wohnung zu bleiben, Fenster und Türen zu schließen und 16 Stunden lang die Klimaanlage laufen zu lassen. Manchmal kam ich wochenlang nicht mehr aus der Wohnung. Fünfundzwanzig Grad Celsius waren für mich schon eine erdrückende Temperatur und fühlten sich wie 40° C an.

Das zentrale Nervensystem war aber noch in anderen Funktionen beeinträchtigt. Bereits im frühen Stadium der Krankheit litt ich an einer **Beckenbodenschwäche**. Das bedeutet, dass man seine Blase oder den Darm nicht mehr richtig unter Kontrolle hat. Der WC-Gang wurde ein wichtiger Teil meines Lebens. Ich fuhr sozusagen von WC zu WC, bzw. konnte ich es mir nur aussuchen entweder Windeln zu tragen oder ständig zu Hause zu bleiben. Ein absoluter Tiefpunkt in meinem Leben: Windeln. So dachte ich zumindest. Aber es sollte noch schlimmer kommen.

Endlich die Diagnose

Ich ging von Arzt zu Arzt, aber keiner konnte mir genau sagen, warum es mir zunehmend schlechter ging. Ich hatte vorher keine Probleme mit den Augen und sah auch keine „Doppelbilder", was ein typisches Symptom für MS-Kranke gewesen wäre. Daher dauerte es fünf Jahre und zig Untersuchungen, bis ich letztendlich zu Weihnachten 2008 die Diagnose **Multiple Sklerose (MS)** erhielt. Dies war die zweite „unheilbare" Krankheit in meinem Leben. Die erste war Schuppenflechte, unter der ich zuvor schon seit Jahren litt. Ich wusste zu dem Zeitpunkt noch gar nicht, was MS eigentlich ist. Ich war damals mehrmals ins AKH (Allgemeines Krankenhaus) in Wien gefahren um endlich eine Antwort auf meinen körperlichen Zustand zu bekommen.

Der klassische MS-Therapieweg und der Crux mit den Nebenwirkungen

Die Ärzte schlugen mit mir den typisch schulmedizinischen Weg ein, und so verschrieben sie mir das Medikament Copaxone (Glatirameracetat), welches ich Anfang 2009 nur einen Monat lang spritzte. Dieses Medikament bekommen viele MS-Kranke gespritzt. Doch als ich die Nebenwirkungen zu spüren bekam, wusste ich instinktiv, dass ich besser ohne diese Arznei weiterleben würde.

Dazu ein Auszug von www.scinexx.de, das Wissensmagazin über das MS-Medikament mit dem Stoff Interferon-Beta und dessen Nebenwirkungen:

„Bisherige Therapien, beispielsweise mit Interferon-Beta, konzentrieren sich meist darauf, den Immunangriff auf die Myelinscheiden zu unterdrücken. Sie sind aber nur bedingt wirksam und haben teilweise erhebliche Nebenwirkungen. Zudem können sie das Fortschreiten der Erkrankung nur verlangsamen, nicht aber stoppen oder umkehren." [4]

„Bedingt wirksam" wurde mir von meinem damaligen Arzt im AKH Wien so beschrieben: „Nur bei 25 bis 30 % der Patienten wirkt das Mittel"! Das heißt im Umkehrschluss, 70 bis 75 % aller MS-Kranken schädigen sich durch die Nebenwirkungen noch mehr als sie es schon sind! Spinnen die Ärzte jetzt total, dachte ich mir nur noch, und ging!

Eine Statistik: Tod durch Medikamenten-Nebenwirkungen

Jetzt kommt der Hammer! Bitte aufgepasst! Folgende Zahlen sind ein Vergleich zwischen Österreich und den USA. Die Zahlen fand ich als Rechenbeispiel im Internet. Es wurde zwar gesagt, dass man Österreich mit den USA nicht vergleichen kann, aber jeder kann sich darauf selbst seinen Reim machen.

Überschrift: Tod durch Medikamenten-Nebenwirkungen

Quelle [5]: http://www.pressetext.com/news/19980417015www.pressetext.at/news/980417015/

USA

- Einwohner: ca. 305 Mio.
- Medikamententote pro Jahr: 100.000
- Entspricht: ca. 0,03 % der Bevölkerung
- Im Vergleich - Tote Soldaten im Irak-Krieg etwa 4.000 insgesamt (Stand 25.03.2008)

Österreich

- Einwohner: ca. 8 Mio.
- Medikamententote pro Jahr: 2.400
- Entspricht: ca. 0,03 % der Bevölkerung

- Im Vergleich
  - **Verkehrstote pro Jahr: ca. 880**, entspricht 0,01 % der Bevölkerung
  - **Arbeitsunfälle/Tod pro Jahr: ca. 192 pro Jahr**, entspricht 0,003 % der Bevölkerung
  - **Unfälle durch Ertrinken: ca. 112**
  - **Unfälle durch Feuer, Flammen: ca. 57**
  - **Unfälle durch Sturz: ca. 999**
  - **Unfälle durch Vergiftung ca. 160**
  - **Summe der Toten pro Jahr: ca. 2400**, entspricht 0,03 % der Bevölkerung

Das Risiko, an Medikamenten zu sterben, ist demnach 2,7-mal höher als im Straßenverkehr tödlich zu verunglücken!

Zu diesen erschreckenden Zahlen kommen noch die falsch dosierten Medikamente hinzu. Ich sage nicht: Nehmt keine Medikamente mehr. Ich sage, denkt nach, was ihr da tut! Natürlich sind Medikamente wichtig und gut, aber ich muss auch Eigenverantwortung übernehmen und alles überprüfen, was ich einnehmen soll.

Heiler, Gurus, oder Scharlatane

Das soll nicht heißen, dass ich gegen die Schulmedizin bin. Nur für mich war das kein gangbarer Weg. Ich übernahm damals die Verantwortung für mich selbst und versuchte zunächst einige Alternativen wie TCM (Traditionelle Chinesische Medizin) und Homöopathie.

Ich möchte auch feststellen, dass ich von meiner Natur her ein eher realistisch denkender, skeptischer Halbgläubiger bin. Ich weiß zwar, dass es „mehr“ im Leben gibt, aber es gibt auch viele so genannte „Heiler“, „Gurus“ und „Scharlatane“, so dass ich sehr vorsichtig wäre, diesen für ihre Dienste Geld zu geben. Es ist ganz wichtig zu sagen, dass gerade ein schwer kranker Mensch leider sehr oft seines Geldes wegen ausgenutzt wird. Auch ich machte diesen Fehler zu solchen „bekannten“ Heilern zu gehen. Merklich geholfen hat mir nichts; geschadet aber auch nicht, außer meinem Geldbeutel. Gerade in dieser Zeit der Verzweiflung und Angst war ich besonders leicht angreifbar.

Viele dieser schamlosen Leute versprechen dir alles Mögliche und stellen dir Verbesserungen oder Heilungen in Aussicht, wenn du nur brav zahlst, Monat für Monat. Sie erzählen dir von Menschen, die sie angeblich geheilt haben. Zu sehen bekommst du einen echten Geheilten aber nie. Aber auch Verwandte oder Freunde wollen dir helfen und berichten über einen, der helfen kann, einen, der schon so vielen Kranken durch „seine Heilung“ das Leben gerettet hat.

Ich kann dem Ganzen nichts mehr abgewinnen, weil mir so einer noch nie helfen konnte. Das waren alle sehr bekannte „Heiler“. Einer in Brasilien beispielsweise verlangt nichts fürs Heilen, doch Unterkunft und Verpflegung auf „seiner“ Farm sind natürlich schon zu bezahlen. Der Flug kostet auch extra, und wenn man diese Ausgaben für mindestens sechs Monate zusammenrechnet, kann es zu einer bösen Überraschung kommen. Bringen tut es meiner Erfahrung nach nichts, möchte ich nebenbei sagen.

Ich kenne eine junge Frau mit MS, die zu diesem „Heiler“ nach Brasilien geflogen ist und nach sechs Monaten gesundheitlich in einer schlechteren Verfassung zurückkam.

Natürlich, und auch das muss gesagt werden, ist für einen „Gesundheitsberater“ auch etwas zu bezahlen. Wenn jemand echte und gute Ratschläge gibt, die einem weiterhelfen, dann kosten seine Zeit und sein Wissen auch etwas. Niemand arbeitet gerne umsonst. All das sollte sich aber in einem vernünftigen Rahmen bewegen! So genannte „Gurus“ und „Wunderheiler“ hingegen, die dir monatelang, ja sogar jahrelang auf der Tasche liegen, sind meiner Meinung nach schlichtweg Betrüger.

Man muss sich auch selbst fragen: „Wie lange kann ich mir das überhaupt leisten?“ Therapien, die angeblich erst nach längerer Zeit zu einer Verbesserung des Krankheitsbildes führen, tatsächlich aber nie irgendetwas bringen und ständig mit Ausreden gerechtfertigt werden müssen, sind reine Geldverschwendung! Klar würde jeder sein letztes Hemd für das „Wunderpulver“ hergeben, aber so etwas gibt es nicht.

Was ich für meine Gesundheit tue

Bei mir hat mein gesundheitlicher Umschwung auch lange gedauert und hat Geld gekostet, aber in einer anderen Weise als man jetzt vielleicht denken mag. Geld kosten die überlegt ausgesuchten Lebensmittel, die ansonsten jeder andere auch braucht. Nur begann ich dann auf bessere Qualität zu achten. Bio-Obst und Gemüse kosten etwas mehr, aber der Unterschied zahlt sich körperlich gesehen langfristig immer aus. Es geht dabei nicht darum, auf einmal ein Öko-Guru zu werden, sondern darum, Lebensmittel bewusst einzukaufen.

Klar muss es finanzierbar bleiben, aber was geht, das leiste ich mir auch.

Die Nahrung als Lösung

Es ist wichtig zu erkennen, dass gesunde Nahrung ein wichtiger Teil des Gesundwerdens ist. Egal wie man vorher gelebt hat, sobald man ernsthaft etwas an seinem Gesundheitszustand verändern will, muss man auch bereit sein, ein bisschen aus seiner Komfortzone herauszutreten und seine Gewohnheiten zu überdenken. Unterlässt man dies, weil man denkt, „Ach das ist alles nicht so wichtig...“, dann ist das auch in Ordnung. Es ist deine Entscheidung und geht ja auch nur um DEIN Leben und DEINEN Körper. Meine Meinung ist, Jammern hat noch keinem weitergeholfen. Die Lebensführung, die man bisher führte, hat einen dahin gebracht, wo man heute steht. Jetzt muss man erkennen, dass man verletzbar ist und etwas ändern muss. Sonst wird es noch schlechter. Ich rede dabei nicht von Unfällen!

Ein typisches Beispiel ist Diabetes Typ 2. Dabei handelt es sich um eine Zivilisationskrankheit. Jeder weiß, dass dieses Diabetes durch den Konsum von falschen Lebensmitteln begünstigt wird. Man kann diesen Typ 2 frühzeitig durch einfache Nahrungsumstellung verhindern! Der Typ 2 Diabetes beginnt schleichend und wird oft nicht ernst genommen. Die Auswirkungen sind auf jeden Fall dramatisch. Schäden wie Herzkrankheiten, Herzinfarkt, Schlaganfall, aber auch die Gefahr des Erblindens sind gegenwärtig. Von Beinamputationen oder einem

Nierenversagen will ich gar nicht erst reden. Es liegt an jedem selbst, ob er so eine Diagnose ernst nimmt oder nicht.

Britische Forscher haben in einer Studie gezeigt, dass sich Diabetes Typ 2 durch eine gezielte Diät heilen lässt. Nun, an wem liegt es jetzt, etwas für sich selbst zu tun? Dazu möchte ich noch sagen, dass auch die Nahrungsmittelindustrie samt Werbung ihren Anteil zum gegenwärtigen Gesundheitsmilieu beiträgt. Sicherlich ist es jedem selbst überlassen die richtigen Dinge zu kaufen. Das steht außer Frage. Wenn man sich dann die Lobby näher ansieht, die einem durch jahrzehntelangen Kampagnen Milch als DAS gute Nahrungsmittel überhaupt andrehen möchte, oder auch Margarine, und behauptet, dass dies gesund sei – was nicht nur eine Irreführung, sondern eine glatte Lüge ist – dann wird es einem schwer gemacht das Gute vom Schlechten zu unterscheiden.

Der Heilungsprozess

Jeder Körper braucht individuell Zeit zum Heilen und zum Gesundwerden. Jeder Körper ist einzigartig und braucht eine ebensolche individuelle „Pflege“. Die Grundschritte des Gesundwerdens sind bei allen jedoch sehr ähnlich. Eine sehr erfolgversprechende Vorgehensweise wäre zuerst den Körper zu reinigen und ihm dann beim Wiederaufbau zu unterstützen. Auch dies kostet Geld, keine Frage.

Notwendig ist außerdem eine Portion Mut, um sich einerseits zu trauen neue Schritte zu gehen und andererseits sich seiner selbst auch anzunehmen. Ich meine hier richtige

Selbstverantwortung zu leben, sprich, nicht mehr alles zu glauben, was einem die Medien erzählen, sondern anzufangen, Dinge zu hinterfragen und sich mit womöglich noch unbekannten Fakten auseinanderzusetzen.

Die Ärzte können dir nicht mehr helfen, wenn du MS hast. Sie „versuchen“ es zwar, aber stoppen oder rückgängig machen können sie MS nicht! Es liegt nicht daran, dass die Ärzte unfähig sind. Sie bemühen sich wohl, aber wirklich helfen können sie dir nicht. So ist es bei vielen anderen chronischen Erkrankungen auch. Mehr als „erträglich machen“ können sie diese Krankheit meistens nicht mehr.

Heilen kannst nur noch du dich selbst, wenn du weißt wie es geht. Hier zu behaupten, man kann in jedem Stadium einer Krankheit immer alles heilen und rückgängig machen, wäre aber auch falsch, da die Folgeschäden einer Krankheit manchmal schon zu weit fortgeschritten sind.

Es ist viel mehr möglich als wir uns vorstellen können

Ich behaupte trotzdem, dass viel mehr möglich ist, als man sich vorstellen kann. Ich war auch ein von den Ärzten aufgegebener Fall, kann aber heute wieder ganz gut gehen. Wer hätte sich gedacht, dass jemand mit MS, der ansonsten dauerhaft im Rollstuhl gesessen wäre, wieder so weit gehen kann?

Für die Ärzte war ich ein hoffnungsloser Fall. Ich sage aber, dass ich kein hoffnungsloser Fall war. Ich habe nur Eigenverantwortung übernommen. Erst dann folgten logisches Denken, Lernen und harte Arbeit an mir selbst. Die Hilfe kam erst, als ich sie gesucht habe, als ich innerlich bereit war dafür – Hilfe in Form von Menschen, die mich unterstützt und mich gut beraten haben. Es ist so viel möglich, wenn man nicht aufgibt! Ein guter Spruch mit viel Weisheit:

„Grau ist jede Theorie, wichtig ist aber das Erleben!" [6]

So viele Mitredner ohne wahre Empathie

Was bedeutet das für mich? Es gibt so viele Menschen, die bei diversen Krankheiten mitreden, aber selbst am eigenen Leib noch nichts dergleichen erlebt haben. Bleiben wir bei MS. Ärzte, Verwandte, Freunde und „Wunderfuzzis" erklären dir alles Mögliche. Aber wie sich die Krankheit wirklich anfühlt, weiß keiner von ihnen. Keiner von ihnen kennt deine Angst, deinen Schmerz, oder das Gefühl deiner Hilflosigkeit des Ausgeliefert-Seins in einer Situation, mit der man überfordert ist.

Alle reden auf dich ein, während du immer kleiner und kleiner wirst. Ich habe es gehasst, wenn man mir einen Rat gab, wie ich gegen die Krankheit ankämpfen soll. Wenn dann noch Trainings-Anleitungen vorgegeben wurden wie ein Muskel richtig trainiert werden soll, damit du nicht so schnell abbaust, dann dachte ich nur noch: „Halt bitte schnell den Mund!" Ich sagte dann immer ganz ruhig, obwohl ich innerlich kochte: „Ich habe ja kein Problem mit den Muskeln. Ich habe ein Problem mit den Nerven!" Solche Situationen zeigten mir immer wieder, wie sehr andere keine Ahnung von meinen Gefühlen und der Krankheit hatten.

Dass sie es nicht böse meinten, war mir aber auch klar. Selbst Fachärzte, die dir sagen, dass du MS hast, haben auch nicht mehr Ahnung. KEINER von ihnen hat MS und kann in deinen Körper reinfühlen. Für jeden dieser sogenannten Experten ist allein die Vorstellung unmöglich, wie es sich anfühlt, kein Gefühl mehr im rechten Arm zu haben. Mein Arm war zwar noch dran, aber er war nur noch kalt, steif und gefühllos. Wenn ich keinen Arm mehr gehabt hätte, wäre es kein Unterschied gewesen. Nur wer diese Krankheit tatsächlich hat kann dich verstehen. Die anderen „plaudern" nur mit. Lass dir nichts einreden von den „Ahnungslosen". Bestimme selbst und hör in dich rein. Auch wenn es am Anfang nur Stille ist, wirst du bald ein Gefühl bekommen, für deinen Körper und für deine innere Stimme. Du hast es nur verlernt zuzuhören.

Zunehmender Abbau

2009 fuhr ich auf Kur in ein für Neurologie spezialisiertes Therapiezentrum. Ich war zu dieser Zeit körperlich schon so **druckempfindlich**, dass die weichste Matratze in diesem Zentrum viel zu hart für mich war. Ich musste mir meine Spezialmatratze von zu Hause bringen lassen, damit ich dort überhaupt liegen und schlafen konnte. Nach vier Wochen war mein Fazit, dass es mir viel zu anstrengend war und nicht viel gebracht hat. Die Therapeuten waren allesamt sehr nett und hilfsbereit, aber das ganze Programm war einfach zu viel für mich.

Ich war froh, wieder zu Hause zu sein. Ich fuhr danach nie wieder auf Kur. Bei der Kur wurde ich natürlich auch untersucht. Dabei wurde vom Arzt eine Fehlstellung meines Beckens und des rechten Beines (speziell Knie) festgestellt. Durch das langsame Ausfallen diverser Muskeln im rechten Bein wurde mein **Gangbild** immer schlechter und ich drückte mein Knie immer stärker durch. Die Folge davon war eine Arthrose im rechten Knie, die zunehmend stärker wurde, so dass ich für das gesamte Bein eine **Beinschiene** tragen musste um mein Knie zu entlasten. Siehe *Foto 2 in Fotogalerie.*

Nach der Kur wurde ich krankgeschrieben, da ich einfach nicht mehr konnte. Bis auf ein paar Versuche, wieder arbeiten zu gehen, war ich bis zu meiner Pensionierung arbeitsunfähig.

2010 war ein Jahr, das es in sich hatte. Ich musste einige private Katastrophen wegstecken. Eine Trennung, die Pensionierung (Ruhestand) sowie der Umzug in eine neue behindertengerechte Wohnung. In dieser Wohnung wurden noch einige Sachen für mich gebaut: Ein Bett, in das ich selbstständig ein- und aussteigen konnte; Halteseile, die von der Decke herabhingen, usw.

Die Pensionierung stellte mich **psychisch** auf ein Abstellgleis, von dem es nur noch in eine Richtung ging: Am Ende wartet der Sensenmann. Ich fühlte mich gescheitert, wertlos und unnütz. Dann wurde mir noch etwas klar. Ich war verletzbar und angreifbar. Das war eine erschreckende Erkenntnis. Auch das

Thema Trennung war für mich eine Katastrophe. Ich musste die Erfahrung machen, wegen meiner Krankheit verlassen worden zu sein. Auch vielen anderen Kranken bleibt diese traurige Erfahrung nicht erspart. Ich kann nur sagen, „Wo eine Türe zu geht, geht eine andere auf." So eine Erfahrung ist sehr schmerzhaft. Gib deshalb aber nicht auf. Es gibt auch Menschen, die sich von einer Krankheit nicht abschrecken lassen.

Depressive Verstimmungen waren keine Seltenheit bei mir. Die Krankheit kostete mich im Laufe der Zeit meinen Job, meine Familie, meine Wohnung, alles Geld, das ich hatte und vieles mehr.

2011 lernte ich meine jetzige Lebensgefährtin Petra kennen. Sie wusste von meiner Erkrankung, die körperlich schon eindeutig sichtbar war und entschied sich trotzdem für mich.

2010 brauchte ich für „längere" Strecken wie ca. 50 Meter schon einen **Rollstuhl**. Anfangs hatte ich einen zum Schieben. Dann kaufte ich im Übereifer ein elektrisches „Klumpert" mit Eigenleben. Ich konnte ja durch den Ausfall meines rechten Armes nicht selbst fahren. Später bekam ich von der Krankenkasse einen guten klassischen elektrischen Rollstuhl. Siehe *Foto 5 in Fotogalerie.*

Hoffnungsschimmer und Enttäuschung

In dieser Zeit beschloss ich noch einmal ins AKH Wien zu fahren um zu fragen, welche neuen Erkenntnisse es über MS gibt. Die Angst, ständig im Rollstuhl sitzen zu müssen, trieb mich förmlich dazu. Die Ärzte machten mir wieder einmal klar, dass es zurzeit keine Heilung für MS gabe. Sie sagten mir auch, dass es für mich und meine Verlaufsform (progredient [7]) keine Medikamente gibt.

Für MS-Kranke mit schubhaftem Verlauf gibt es verschiedene Medikationen, nur für mich gibt es nichts mehr! Geht's noch schlimmer? Ich dachte, ich bin ohnehin schon im Keller, aber ich fand sogar da noch ein Loch, um noch tiefer zu fallen.

Doch die Ärzte gaben mir einen kleinen Funken Hoffnung, indem sie mir die Teilnahme einer „Studie" anboten. Mit anderen Worten, durfte ich Versuchskaninchen spielen. „Okay", dachte ich, „du stehst sowieso mit dem Rücken zur Wand. Was soll dir noch Schlimmeres widerfahren?" Ich willigte ein und bekam ein unerforschtes Medikament namens „Fampyra" [8]. Es sollte mir beim Gehen und bei den Gleichgewichtsstörungen helfen.

So begann ich also als Versuchskaninchen bei dieser Studie. Binnen zwei Wochen verbesserte sich tatsächlich mein Gangbild und die Gleichgewichtsstörungen waren auch nicht mehr so stark. Hoffnung und Euphorie keimten auf und ich dachte mir, jetzt geht es bergauf. Ich konnte zwar immer noch nicht weitergehen als zuvor, aber ich konnte sicherer gehen.

Ich fuhr alle zwei Wochen ins AKH, berichtete von meinen kleinen und großen Fortschritten und holte mir Nachschub von meinem „Wunderpulver". Als ich ein paar Monate später wieder im AKH war, bekam ich die Hiobsbotschaft, dass die Studie ersatzlos eingestellt wurde. Ich bekam noch für zwei Wochen ein Restkontingent. Danach gab es nichts mehr für mich.

Für mich brach eine Welt zusammen. Was sollte ich jetzt tun? Ich hatte keine Medikamente mehr! Ich fragte nach, warum dieses mir-so-gut-helfende Medikament auf einmal aufgelassen wurde. Mir hat es doch geholfen. Anderen hat es auch geholfen, wie man mir sagte. Also warum dieses Ende? Man sagte mir, „das Medikament ist einfach zu teuer"! Ich verstand es damals nicht. Wie kann ein so wirksames Medikament auf einmal zu teuer für einen Menschen sein, bzw. für viele Menschen mit MS? Die Antwort bekam ich erst viele Monate später. Die Pharmaindustrie macht einfach keinen Gewinn mit uns MS-Patienten! Klingt hart? Ist es auch!

Die Krankenkasse hat einfach die Kosten für eine solche Dauermedikation nicht übernommen und privat ist dieses Medikament nicht bezahlbar. Jetzt sagt man vielleicht, dass es einem doch Wert sein müsse, aber jeder hat seine finanziellen Grenzen, besonders die Krankenkasse. Da ich selbst kein Geld mehr hatte (das hatten nun die „Heiler"), war meine Grenze sofort erreicht. Vorwürfe entsprangen in mir, dass dies doch nicht wahr sein kann, dass eine Krankenkasse die Kosten nicht übernimmt.

Die erschreckende und traurige Wahrheit ist, dass sich alles nur ums Geld dreht. Die Pharmaindustrie macht nichts umsonst, auch wenn es um das Wohlergehen der Menschen geht. Früher war mir das alles nicht klar, da ich selten krank war; und wenn doch einmal, dann bekam ich ein Rezept vom Arzt, und alles war in Ordnung. Wenn man selbst betroffen ist und am eigenen Leib zu spüren bekommt, dass man „zu teuer" ist, dann beginnt ein Erkennen, ein Umdenken, ein Erwachen.

Wieder abwärts

Das war die Zeit, in der ich begann, extrem viel über Krankheiten und die allgemeinen Mechanismen des Körpers und seiner Beschaffenheit zu lernen. Ich las alles, was ich in die Finger bekam und verglich es immer wieder mit wissenschaftlichen Studien. Ich wollte meinen Körper „verstehen" lernen. Da ich sonst nichts mehr zu tun hatte, lernte ich exzessiv immer dann, wenn ich wach war. Es war eine Art Zeitvertreib. An Heilung oder an meine spätere Bestimmung, mein Wissen weiterzugeben, dachte ich zu dieser Zeit noch nicht. Lernen hilft auch gegen die Schmerzen oder gegen die extreme Langeweile.

Im Juli 2012 konnte ich fast **nur noch liegen**, im Schnitt 23 Stunden am Tag. Die Beschwerden im Rücken und den Beinen machten das Sitzen zu einem extrem schmerzhaften Unterfangen. Mein rechter Arm und das rechte Bein schwollen durch die Inaktivität und die dadurch angestaute Lymphflüssigkeit extrem an und verursachten höllische Schmerzen. Um es etwas erträglicher zu machen musste ich am rechten Arm und den Beinen Kompressionsstrümpfe tragen.

Alles in allem lag ich buchstäblich eineinhalb Jahre fast nur noch herum, und dies fast ausschließlich auf der linken Körperseite. Rechts zu liegen verursachte unerträgliche Schmerzen. Am Rücken zu liegen ging zwar, aber nur für eine gewisse Zeit.

In dieser Zeit wurde ich **immer dicker**. Siehe *Foto 3 in Fotogalerie*. Ich machte keine Bewegung mehr und aß nur noch. Aus dem Essen wurde Frustfressen und mein Gewicht stieg von 80 kg bei einer Körpergröße von 180 cm auf 90 kg, 100 kg, 110 kg, bis ich mich gar nicht mehr auf die Waage stellte. Das einzige „Gehen" beschränkte sich auf den Toilettengang und das Allernotwendigste im Leben.

Das war eineinhalb Jahre lang mein Blick in die Welt. Hatte ich den **Deckenkran** schon erwähnt? Ich brauchte einen Deckenkran um mir aus dem Bett zu helfen. Das Seil war nur am Anfang zum Anhalten gedacht. Danach wurde es schnell ein Muss um meinen Körper in irgendeiner Weise zu Bewegen oder um aufzustehen. Siehe *Foto 4A* und *Foto 4B in Fotogalerie*.

Duschen und Waschen wurde zu einem Kraftakt. Ohne Hilfe war es einfach nicht mehr möglich. Fast nichts war mehr möglich!

Nur noch ein Ausweg

Ich wurde von den Ärzten aufgegeben. Mit dieser hoffnungslosen Aussicht wünschte ich mir damals einen schnellen Tod durch einen Herzinfarkt oder einen Hirnschlag. Das übermäßige und ungesunde Essen war Teil des Planes mein Leben zu verkürzen. Ein „Leben", zumindest was ich so darunter verstand, konnte man das sowieso nicht mehr nennen. Es war eher ein langsames Dahinsiechen, ein Verkümmern mit einem langsamen, schmerzhaften Tod. Das sollte nicht heißen, dass ich aufgegeben hatte. Ich hatte nur keine Alternative.

Doch irgendetwas in mir hatte immer Hoffnung, etwas ganz Schwaches sagte zu mir: „Durchhalten! Das ist nicht das Ende. Du hast noch eine Aufgabe vor dir!“ Ich verstand diese „Hoffnung“ damals nicht. Ich verstand nicht, was das Ganze bringen sollte, da mir ja alles genommen wurde.

Was sollte ich noch tun können mit einem Körper, der so krank und auf fremde Hilfe angewiesen war? Ich konnte fast nichts mehr tun, außer mein linkes Bein und meinen linken Arm bewegen. Zu dieser Zeit war gerade Weihnachten und ich sagte zu mir: „Was soll das? Welche Hoffnung und welcher Anfang?“ Diese Gedanken waren nur ein Keim, wie bei einer Pflanze.

Tagelang hatte ich diese widersprüchlichen, verwirrenden Gedanken, gegen die ich nichts tun konnte. Sie kamen immer wieder. Ich war zeigespalten zwischen Aufgeben und Weiterleben.

Plötzlich, zu Silvester 2013, schoss mir ein neuer Geistesblitz durch den Kopf. Etwas total Irres. Ein total absurder Gedanke. Es war nicht alles ganz hoffnungslos. Ich kann DOCH etwas TUN: Ich kann versuchen **GESUND ZU WERDEN!**

Als ich so in mich hineindachte, sagte ich mir: „Wenn ich nicht sterben kann, dann muss es doch auch einen Weg zurückgeben, zurück zur Gesundheit!“ Was hindert mich daran den Versuch zu wagen um gesund zu werden? Was habe ich denn sonst zu tun? Ich musste mein Leben zuerst im

Kopf komplett umstellen und einen neuen Lebenssinn finden. Natürlich hatte ich damals noch Angst zu scheitern, aber:

Das eigentliche Scheitern liegt darin, es nicht einmal zu versuchen!

Auf ein Wunder zu warten war meiner Meinung nach Zeitverschwendung. Warum sollte ich etwas schaffen, was die ganzen Ärzte nicht lösen konnten? Ich weiß es nicht. Nichts an mir ist etwas Besonderes. Ich bin doch wie jeder andere auch.

Das einzige, das ich besitze, ist ein unbändiger Wille. Wenn ich mir etwas einbilde, dann verfolge ich mein Ziel unablässig. MS gilt als „unheilbare“ Krankheit, und ich, der kleine Mann von nebenan, stelle mich dem Problem. Warum? Ich habe ja sonst NICHTS anderes zu tun!

Ich bin weder religiös noch extrem esoterisch eingestellt. Okay, es gibt Sachen, die ich nicht verstehe und die mehr als Hokuspokus erscheinen. Ein kleines Beispiel: Das Gänseblümchen ist so ein Mysterium für mich sowie auch für die Wissenschaft. Auf einer Wiese, deren Erde kalziumarm ist, wachsen Gänseblümchen. Blumen und andere Pflanzen beziehen normalerweise über die ihre Nährstoffe und Mineralien über die Wurzeln aus dem Boden. Das Mysterium dabei ist, dass die Gänseblümchen sehr viel Kalzium in sich haben. Woher dieses plötzlich kommt, weiß niemand so genau. Der Boden bietet ja dieses Element nicht an. Es gibt noch sehr viel mehr solcher Sachen, aber nun weiter zu meiner wundersamen Sinneswandlung.

Der Grundstein war also gesetzt. Die Entscheidung war getroffen. Jetzt musste ich nur noch den richtigen Weg finden. Du hast schon richtig verstanden: Ich wollte…, nein, ich musste gesundwerden, wusste jedoch noch nicht wie. Gerade diese Entscheidung zur Hoffnung war ausschlaggebend. Erst wenn du anfängst zu suchen, dann findest du immer einen Weg. Viele fangen aus Hoffnungslosigkeit nie an zu suchen und finden deshalb diese noch verborgenen möglichen Wege nicht. Mein Weg führte mich einige Monate später zu Helmuth Matzner. Mehr dazu später.

Die Seite der **Bonus Ressourcen** ganz unten enthält nur für Leser dieses Buches einen exklusiven Link zu Ressourcen, die Du Dir anschauen oder teilweise herunterladen kannst. Darunter befinden sich vor Ort Videos über meinen Leidens- und Erfolgsweg.

KAPITEL 3: MEIN DRITTES LEBEN BEGANN

Oder:
Was braucht man, um gesund zu werden?

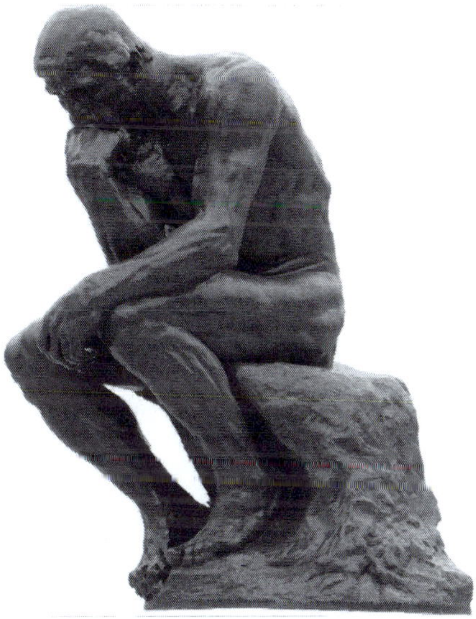

Das Jahr 2014

Mein drittes Leben begann Anfang 2014. In diesem Kapitel beschreibe ich einige Lösungen, die mir besonders am Anfang geholfen haben gesund zu werden. Na ja, so ganz gesund bin ich ja noch nicht, aber ich habe die Kontrolle über mein Leben und meine Eigenständigkeit wieder zurückgewonnen. Mir geht es erheblich besser und ich kann wieder leben und bin unendlich dankbar dafür.

Mein Freund das Tagebuch

Nach meiner Sinneswandlung und dem Entschluss gesund-werden zu müssen, lag ich zunächst wieder nur herum. Außer fernzusehen, zu lesen und zu lernen hatte ich ja nichts zu tun. Ich machte mir also Gedanken darüber in welchem Ist-Zustand ich mich befand und was ich tun konnte, damit es mir wieder besserginge.

Ich schrieb als Neujahrsvorsatz in mein PC-Tagebuch:

„Heute ist der Anfang von meinem dritten Leben!"

Tagebuch schreiben kann ich nur jedem empfehlen, nicht nur, damit man nachlesen kann, was vor einem Jahr war, sondern um beschäftigt zu sein und zu bleiben. Dabei ist es nicht erforderlich jeden Tag etwas zu schreiben. Die Regelmäßigkeit etwas zu Papier zu bringen, ist eine hilfreiche Sache. Solange ich schreiben kann, bin ich am Leben und denke nach. Ich hatte nämlich schon immer Angst langsam zu verblöden.

Warum Basteln trotz Einschränkungen

Außer dem Tagebuchschreiben bastelte ich, so gut wie ich es eben mit meinen feinmotorisch eingeschränkten Händen konnte. Ich war immer ein Handwerker und stolz darauf, sehr vieles selbst gemacht zu haben. Aus zwei halbwegs geschickten Händen ist nun eine geworden. Das hinderte mich nicht daran zu basteln. Die rechte Hand wurde durch Einfallsreichtum und ein paar Vorrichtungen ersetzt, die ich mir gebaut hatte. Als gelernter Werkzeugmacher konnte ich mir „Ersatz-Finger“ bauen. Klingt vielleicht lustig, war aber notwendig. Ich baute mir Zangen und Klemmen, die ich mit dem linken Bein halten und bedienen konnte.

Natürlich musste mir Petra am Beginn helfen. Alleine hätte ich gewisse Säge- oder Bohrarbeiten nicht machen können. Als ich aber mit dem „Werkzeugbauen“ fertig war, wollte ich alles alleine schaffen. Das war wichtig für mich und meine Psyche. Ich fing an, Ringe aus Papier zu machen, wovon ich ein Video im Internet gesehen hatte. Ein Künstler namens Jeremy May [9] erfand diesen Papierschmuck, und ich dachte mir: „Das mach ich auch!“

Ich wollte kein Geld damit verdienen, sondern mir nur eine Aufgabe stellen. In dem Video wurde nicht gezeigt, wie die Ringe gemacht wurden, sondern nur, wie diese schönen Ringe am Ende aussahen. Durch Herumexperimentieren und Hartnäckigkeit gelang es mir schließlich, meinen ersten Papierring selbst herzustellen. Dieses Hobby forderte mich geistig und körperlich, kostete jedoch sehr wenig. Ich brauchte zwar irre lange für einen Ring, aber es machte immer wieder Spaß. Ich arbeitete die ganze Zeit mit nur einer Hand – feilen, bohren, schleifen, polieren und lackieren. Für einen Ring war ich in Summe ca. 25 Stunden beschäftigt.

Wenn ich zwei Stunden gesessen war und gefeilt hatte, tat mir danach alles weh. Trotzdem war ich glücklich doch noch etwas schaffen zu können. Danach musste ich den ganzen Tag liegen, um mich zu erholen.

Was hatte ich sonst zu tun? Ich konnte sehr vieles im Liegen machen. Man glaubt nicht, was alles möglich ist. Im Liegen kann man sogar feilen, schleifen und polieren, und das mit nur einer Hand. Siehe *Foto 6 in Fotogalerie.*

Ich brauchte eine Aufgabe, sonst hätte ich die Zeit nicht ertragen. Wenn dir das Fernsehen, Lesen, Liegen, beim Fenster hinaussehen und das Zählen der Stunden und Minuten zum Hals heraushängt, bist du froh, wenn dir vom Basteln alles weh tut. Das war mal etwas anderes als das Warten auf das „Wunderpulver“ der Ärzte. Zu dieser Zeit habe ich mich noch nicht geistig mit mir auseinander.

Mein Hunger nach Wissen

Ich machte einen Fehler. Ich lernte zwar in dieser Zeit sehr viel über den Körper, den Menschen, die Mechanismen des Lebens und der Gesundheit, habe aber dennoch davon nichts an mir angewandt. Ich versuchte mich abzulenken, habe alles als Schicksal hingenommen oder geduldig ertragen, was mir auferlegt wurde, und akzeptiert, dass es eben gegenwärtig kein Medikament für mich gibt.

Ich las viele medizinische Fachbücher und schaute DVDs über das Gesundwerden. Ein sehr gutes Buch gibt es von Professor Bruce Lipton, „***Intelligente Zellen***“ [10]. In diesem Buch geht es um unsere Körperzellen und dass wir jedes Gebrechen in uns wieder reparieren können. Zu diesem

Buch gibt es auch eine DVD, die bildlich auf einfache Art und Weise erklärt, was der menschliche Körper, bzw. unsere Körperzellen leisten können.

Die Kernaussage des Buches ist, dass wir von außen, bzw. der Umwelt gesteuert sind. Unsere Zellen und auch wir unterliegen diesen Naturgesetzen. Verändern wir die Umgebung, dann verändern wir unser Leben. Es war unheimlich spannend zu erfahren, dass unsere Umgebung maßgeblich dafür verantwortlich ist, wie es uns geht.

Unsere Körperzellen sind heilbar, wenn wir sie pflegen und hegen. Wenn wir auf das Milieu unserer Zellen achten, können wir aktiv eingreifen und vieles verändern. Natürlich geht das nicht von heute auf morgen, das muss jedem klarwerden. Die meisten von uns erwarten etwas, was sofort hilft. Letztendlich ist das aber nur Augenauswischerei, so wie es die Pharmaindustrie macht. Das verhält sich genauso wie in der Fernsehwerbung, wo ein schmutziger Herd gezeigt wird, der mit dem „Wundermittel“ nach nur einmal Darüberwischen sauber ist. Wer glaubt denn so etwas im Ernst?

Wo beginnt der Kampf um die Gesundheit?

Wer jahrzehntelang gegen seinen Körper gehandelt hat, muss damit rechnen, dass es Zeit braucht, bis dieser wieder gesundwird. Jeder Körper hat seine persönlichen Schwachstellen, wo Krankheiten am ehesten auftreten. Meine war MS.

Wer glaubt, mit der Ausrede, „Ein anderer hat 50 Jahre geraucht und hatte keine Krankheit“ zu punkten, der irrt sich. Wenn wir ehrlich und objektiv die Menschen betrachten, erkennen wir, dass die Krankenhäuser voll sind mit diesen vermeintlich „Gesunden“. Wir sehen die Wahrheit nur sehr verschwommen, da wir nicht ständig in den Krankenhäusern sind. Mehr noch, wir verdrängen die Wahrheit und wollen sie nicht sehen. Jeder hat eine Schwachstelle; nur leugnen wir sie gerne so lange, bis die Krankheit uns zeigt, dass auch wir verwundbar sind. Das soll keine Angstmacherei, sondern ein Weckruf sein, dass wir JETZT noch etwas tun können, bevor es zu spät ist.

Ab jetzt wollte ich gesundwerden! Nur wie? Ich hatte keinen Plan und keine Ahnung, wie man in der Praxis wieder gesundwird. Für mein Verständnis lebte ich vor meiner Erkrankung doch gesund. Ich rauchte weder, noch trank ich Alkohol. Gut, ich habe als ganz junger Mann viel geraucht. Das ist vergangen und ich habe schon sehr lange damit aufgehört. Aber Stress ist ein ernstzunehmender Gesundheitskiller. Fast Food, Energy-Drinks und Cola waren bei mir sicher weitere Auslöser zum krank werden.

Was ich aß und trank, war nicht das Gesündeste. Dass es wirklich so schwer krank machen kann war mir einfach nicht bewusst. Krankheit war bis dahin für mich ein Schicksal, etwas, wofür man selbst nichts kann.

Ich überprüfte meine Einstellungen zum Leben und zu mir und kam dabei auf einige Gedankenmuster, die wenig förderlich für mein Leben gewesen sind.

Ich kämpfte immer gegen die Krankheit, doch kämpfen gegen wen? MS ist ja eine Autoimmunerkrankung, also eine Erkrankung, die sich gegen den eigenen Körper wendet. Wenn sich also mein Immunsystem gegen mich wendet und ich mit „Kampf" antworte, so beginnt ein Krieg, den ich nur verlieren kann. Wenn der Körper dir etwas sagen will und du mit Krieg und Kampf antwortest, was soll das bringen?

Der beste Weg, das zu verdeutlichen, ist, sich vor den Spiegel zu stellen und sich selber zu ohrfeigen. Mal schauen, wer mehr Ausdauer hat diesen Kampf zu gewinnen. Viel Spaß beim Herausfinden, wer der Stärkere ist.

Gedanken sind der Schlüssel – Aber die Richtigen!

Druck erzeugt Gegendruck.
Gegen sich selbst zu kämpfen, ist der falsche Weg!

Anstatt zu kämpfen, sollten wir den Körper fragen: „Warum? Warum wendest du dich gegen mich? Was kann ich für dich tun? Wie kann ich dir helfen gesund zu werden?" Kein Körper will sterben. Nur unser Fehlverhalten kann ihn dazu zwingen. Wir sind es, die sich gegen den Körper und das Leben stellen. Wir sind es, die den Körper mit Rauchen, Alkohol, Drogen, falscher Nahrung und schädlichen Gedanken vergiften. Wir missbrauchen sogar ihn mit Extremsport, zu wenig Schlaf, mangelnder Ruhe, falsch verstandener Hygiene (z.B. Deo Spray mit Aluminium), usw. Ich rede hier nur von den Dingen, die wir selbst verantworten können. Umweltgifte kommen noch extra hinzu; über diese Verursacher will ich jetzt aber gar nichts sagen.

In dieser Zeit der inneren Überprüfung hatte ich die erstaunlichsten Erkenntnisse. Ich stellte alles in Frage was und woran ich glaubte und arbeitete alles auf. Ich war ehrlich zu mir selbst und betrieb keine Schönmalerei. Es war ein innerer Umbruch, eine Art Inventur meiner Gedanken und deren Neuordnung.

Leider musste ich feststellen, dass ich mir selber lange etwas vorgemacht hatte. Damit sollte jetzt aber Schluss sein, ich begann mit der Einstellung zu leben: „Ich habe zwar einiges falsch gemacht, aber jetzt versuche ich, es besser zu machen!" MS hat mich nicht aus heiterem Himmel getroffen. Es war die Summe meines ungesunden Lebensstiles. Ich kann jedem nur empfehlen über sich selbst zu reflektieren, um sich besser kennen zu lernen.

Das erste, was entsteht, ist ein Gedanke. Ist er es wert weitergedacht zu werden, entsteht daraus eine Idee. Wenn die immer noch gut ist, folgen dieser Idee Taten. Aber bedenke, du musst auch die Verantwortung dafür übernehmen.

Ich habe es nie bemerkt, doch durch das lange Liegen ist mir etwas aufgefallen. Ich erkannte, dass sich mein Körper auf derselben Höhe befand wie mein Kopf. Was soll das heißen? Wenn man steht, ist der Kopf immer der höchste Punkt. Wir betrachten unseren Körper also immer von oben herab. Genau so behandeln wir ihn meistens auch, von oben herab! Der Kopf befiehlt, und der Körper gehorcht als braver Sklave, ohne Rücksicht auf Verluste. Doch sollten wir nicht miteinander im Einklang leben, gleichberechtigt und rücksichtsvoll?

Der Körper kann nicht sprechen. Er hat keine eigene Stimme und kann sich nur mit Gefühlen ausdrücken. Wenn das nicht hilft, folgt eine Krankheit. Hilft auch die Krankheit nicht die uns zum Umdenken bewegt, dann ist der letzte Ausweg für den Körper der Tod.

Lernen wir also, auf unseren Körper zu hören und behandeln wir ihn gut. Dann können wir viele Krankheiten wieder stoppen, lindern (mildern?) oder sogar auflösen. Immerhin ist unser Körper das, worin wir wohnen! Wir sollten also mehr Respekt vor ihm haben.

Seien wir einmal ehrlich zu uns selbst. Nicht unser Körper schadet uns, sondern unser Verhalten schadet unserem Körper und macht ihn krank. Wir machen uns selbst krank. Wenn der Körper nicht mehr kann, dann wollen wir ihn zwingen und gegen ihn kämpfen. Darüber sollten wir nachdenken!

KAPITEL 4: MEIN ZUSTAND IM JANUAR 2014

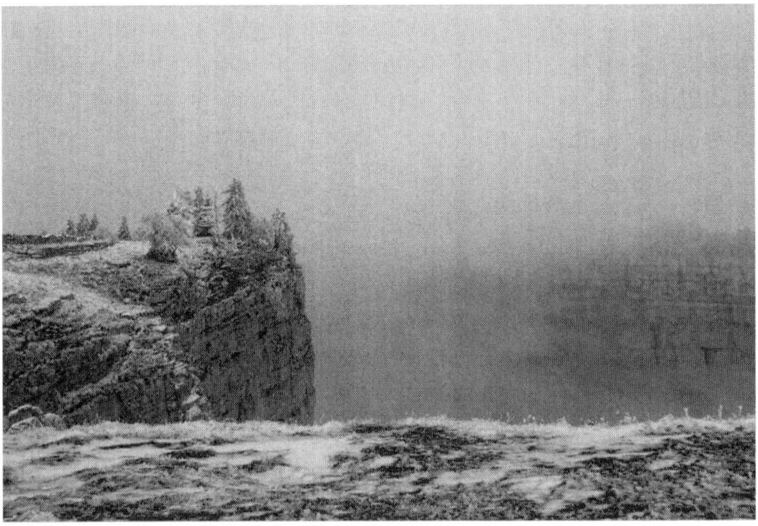

In diesem Kapitel beschreibe ich meinen Zustand, mit dem ich mein drittes Leben Anfang 2014 beginne. Ich habe dazu einige vor Ort Videos gedreht um Dir genau zu zeigen, wie das damals war. Diese Videos kannst Du über einen Link (Verknüpfung) abrufen, der sich auf der **Bonus Ressourcen** Seite ganz unten befindet. Nun zum Jahresanfang 2014.

Die **rechte Hand** und deren Finger sind kalt, steif und zu geschwollen um damit etwas tun zu können. Ich muss alles umlernen und verwende nur die linke Hand. Ich empfinde das als großen Vorteil, da ich nun im Laufe meines Lebens immer nur gelernt hatte beide Hände gleichermaßen zu nutzen. Wenn meine rechte Hand wieder funktionsfähig wird, kann ich beide wieder gleich gut verwenden.

Ich habe gelernt, in allem einen Vorteil zu erkennen. Der **rechte Arm** selbst ist fast nicht verwendbar (max. 10 %), ich habe eine Hebeschwäche im Bizeps und Trizeps, ebenso in der Schultermuskulatur. Den Arm über den Kopf zu heben ist nicht möglich. Außerdem haben sich die Muskeln in der Schulter so verkürzt, dass es selbst mit Hilfe nicht mehr möglich ist. Auch habe ich Kalkablagerungen in der rechten Schulter. Somit ist eine größere Bewegung nur unter Schmerzen möglich. Der ganze Arm ist an der Hautoberfläche teilweise taub und gleichzeitig an anderen Stellen extrem berührungsempfindlich. Zusammengefasst: Ein Totalausfall.

Das **rechte Bein** ist teilweise gelähmt. Mit Ausnahme des vorderen Oberschenkelmuskels ist das Bein unbrauchbar. Der **Vorderfuß** hängt hinunter und die Wadenmuskeln sowie der Schienbeinmuskel sind gelähmt. Von den Zehen bis zum Knie ist alles taub. Das **Knie** ist durch die fehlenden Muskeln stark durchgedrückt und hat somit eine Feststellung. Es besteht eine starke Arthrose im rechten Knie. Ich muss eine **Beinschiene** tragen, damit ich überhaupt ein paar Schritte gehen kann. Sie hebt den Vorderfuß an und stabilisiert das gesamte Bein.

Der vordere **Oberschenkelmuskel** ist zu 50 % noch aktiv, aber der hintere Oberschenkelmuskel fehlt. Insgesamt schmerzt mein Bein beim Liegen und Gehen sehr. Das Aufsteigen tut besonders weh. Es fühlt sich an, als ob ich auf einem Nagelbrett stehe. Der rechte Hüftbeuger arbeitet nur noch zu 10 %. Das Heben des Beins ist nicht möglich. Die Hüfte ist durch die jahrelange Feststellung verschoben. Ich kann, wenn es mir gut geht, mit Beinschiene, Gehhilfe und mit immer-wieder-Anhalten ca. 10 Meter gehen. Für alles andere bräuchte ich einen Rollstuhl.

An schlechten Tagen kann ich gar nicht gehen. **Gehen** ist für mich eine sehr gefährliche Sache geworden. Durch die Gleichgewichtsstörungen und das ständige Stolpern und Hinfallen vermeide ich das Gehen so gut es geht. Wenn ich mich bei einem Sturz verletzen würde, wäre ich total hilflos. Daher gehe ich nur das Allernotwendigste. Ich habe zwei Alternativen und acht Räder: Entweder fahre ich mit dem Auto oder mit dem Rollstuhl um hinaus zu kommen.

Alles andere unterlasse ich, weil es zu gefährlich ist. Wenn ich mit dem Auto wegfahre, dann gehe ich auch nicht herum. Mein Radius ist 5 Meter zu Fuß, oder Petra schiebt mich im Rollstuhl herum. Ich hasse diese Alternative! Wenn ich aber stürze, brauche ich Hilfe, denn ohne fremde Hilfe kann ich nicht mehr aufstehen. Zuhause habe ich zu diesem Zweck einen elektrischen Seilzug an der Decke zwischen Wohn- und Schlafzimmer montiert. Wenn ich alleine bin und stürze, kann ich diesen Seilzug verwenden um wieder auf die Beine zu kommen. Ich kann auch beim Stehen nicht die Augen schließen, da ich sofort das Gleichgewicht verlieren würde.

Die Bauchmuskeln sind sehr schwach. Die rechte Rückenmuskulatur ist ebenfalls sehr schwach. Ich halte alles mit der linken Körperseite aufrecht. Verspannungen und schmerzliche **Haltungsschäden** sind normal geworden.

Das **linke Bein** ist bis auf einige Hautirritationen unbeschadet. Daher kann ich immer noch „gehen", oder wie man das halt bei mir nennen mag. Der linke Arm und die linke Schulter sind voll einsatzfähig. In Hollywood könnte ich bei einem Zombiefilm mitspielen. Da würde ich unter den Beißern gar nicht auffallen. Die schleppen sich auch in der Gegend herum oder kriechen am Boden. Ja, bei mir schaut das so wie im Film aus. Vielleicht sollte ich mich dort bewerben. Ich, als Filmstar…?!

Leider habe ich eine **Beckenbodenschwäche**, was heißt, dass ich im wahrsten Sinn des Wortes von WC zu WC fahre.

Die **Koordinationsstörungen** der Beine machen ein Training auf dem Heimtrainer unmöglich. Auf einem Bein stehen, sei es links oder rechts, ist ebenso nicht möglich.

Meine körperliche **Regenerationszeit** nach dem Duschen oder einer anderen kraftraubenden Aktivität beträgt mindestens vier Stunden. Es war auch immer wieder mal so, dass ich nach einer Anstrengung so fertig war, dass ich ein bis zwei Stunden eine Art Erschöpfungsschlaf halten musste. Das heißt, ich muss mich nach jeder Anstrengung hinlegen um neue Kraft zu tanken. Ich erhole mich nicht beim Sitzen, sondern ich muss liegen. Sitzen ist nur für eine bedingte Zeit möglich. Nach spätestens einer Stunde schmerzt mich das Sitzen auch sehr. Dann sollte ich mich wieder hinlegen. Mache ich es nicht so, tut mir zwar dann das weitere Sitzen weh (was ich aushalten kann), aber am nächsten Tag schmerzt ganze Körper und ich kann dann nur unter Schmerzen liegen.

Ich **ermüde** körperlich sehr rasch nach nur ein paar Minuten Anstrengung, was bald in Erschöpfung übergeht. Dieses Gefühl ist übermächtig. Wenn ich dann nicht schnell etwas zum Sitzen oder Liegen fände, würde ich an Ort und Stelle zusammenbrechen.

Die **Körperenergie** ist, sobald ich etwas unternehme, sehr begrenz. Gehen, Stehen, Anziehen, Duschen, WC-Gang strengen mich an. Anstrengung alleine ist es aber nicht. Es erschöpft mich so sehr, dass ich mich oft hinlegen muss, um zu schlafen.

Auch die **Temperatur** im Sommer macht mir sehr zu schaffen. Ich verlasse die Wohnung dann nicht, da ich bei heißem Wetter nicht mehr gehen kann. Hitze und MS vertragen sich absolut nicht.

In den ersten Jahren hatte ich keine Probleme mit den **Augen**. Im Laufe der Zeit sind leichte Probleme in Form von Augentrockenheit aufgetreten. Ich sehe oft nahe Dinge unscharf. Lesen ist nur ab ca. 40 bis 50 cm Abstand möglich. Zum Lesen verwende ich eine Leselupe oder vergrößere die Schrift stark am PC.

Ich bin leider so druckempfindlich, dass ich eine Spezialmatratze zum Schlafen brauche. Ich kann in einem fremden Bett, z. B. in einem Hotel, nicht übernachten.

Mein rechter Arm und das rechte Bein sind durch die Inaktivität und die dadurch angestaute Lymphflüssigkeit immer geschwollen und verursachen Schmerzen. Ich muss am rechten Arm und den Beinen **Kompressionsstrümpfe** tragen.

Durch das ständige Liegen und Essen ist mein **Gewicht** auf 110 kg gestiegen.

Duschen wurde zu einem Kraftakt und ist ohne fremde Hilfe nicht mehr möglich.

Ich habe bei fast allen Bewegungen **Krämpfe** und **Spasmen**, speziell beim Aufstehen aus dem Bett. Morgens brauche ich mich beim Liegen nur etwas bewegen um unglaublich schmerzhafte Krämpfe im gesamten Körper sowie ständige Spasmen zu kriegen. Wenn ich von einem Sessel aufstehe, bekomme ich sofort Spasmen. Aus diesen entstehen dann auch Krämpfe.

Ich habe seit 30 Jahren immer wieder **Ekzeme** an verschiedenen Körperstellen. Zurzeit habe ich ein lästiges Ekzem hinter beiden Ohren.

Ich habe auch seit 30 Jahren eine **Schuppenflechte** am ganzen Körper, einschließlich dem Gesicht und Kopf. Dies war häufig so schlimm, dass sich auf meinem Körper überall blutende und verkrustete Stellen befanden. Manchmal war nach einer Cortisongabe längere Zeit nichts zu sehen. Am schlimmsten sind immer die Stellen an den Ellenbogen, Knien, am Haaransatz über der Stirn, zwischen den Augenbrauen, an den Nasenflügeln, auf der Oberlippe und seitlich an den Wangen. Siehe *Foto 7 in Fotogalerie*.

Seit vielen Jahren habe ich immer wieder tagelange sehr schmerzhafte **Nierenkoliken**. Insgesamt sind schon sechs Nierensteine abgegangen. Die kieselsteingroßen Stücke verursachen beim Abgang große Schmerzen. Jeder, der schon einmal eine Nierenkolik mit abgehenden Steinen hatte, weiß, welche Schmerzen ich da anrede.

Seit Jahren verwende ich ein Medikament namens Lioresal [11]. Ich nehme 125 mg als Tagesdosis. Lioresal ist ein muskelentspannendes Medikament zur Vermeidung oder Abschwächung von Spasmen und Krämpfen. Die empfohlene Tagesdosis ist 25 mg. Da bin ich wohl etwas darüber, aber ohne dieses Medikament würde ich nicht schlafen können und noch mehr Krämpfe oder Spasmen haben.

Ich bin schon an meiner Schmerzgrenze und kann mir gar nicht vorstellen noch mehr zu haben, aber naja. Auch starke Schmerzmittel gehören zu meinem Alltag. Hydal [12], 48 mg als Tagesdosis. Zur Information: Hydal mit 48 mg bekommen Krebskranke im Endstadium.

Wie viele MS-Kranke habe ich auch das **Fatigue-Syndrom** [13]. Das ist eine chronische Müdigkeit, die nicht durch körperliche Anstrengung hervorgerufen wird. Man fühlt sich dabei nur noch matt, schlapp und ist einfach nur erschöpft vom Nichtstun.

Das ist mein Istzustand 2014, und daran möchte ich in meinem dritten Leben einiges ändern. Ich habe mir das zu Silvester vorgenommen und suche nun einen gangbaren Weg für mich. Gangbar heißt, es muss ein Weg sein, der für mich passt. Egal wie andere diesen Weg gehen würden, ich kann diesen Weg nur in meinen eigenen kleinen und langsamen Schritten beschreiten.

KAPITEL 5: DIE NOTWENDIGE MOTIVATION UND ZIELE

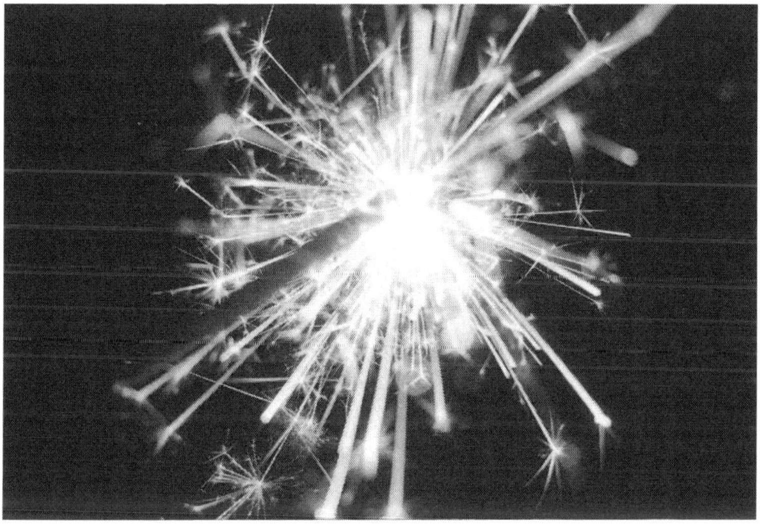

Gib Dir eine Chance

Also los, erhebe deine Gedanken und deinen Körper und GIB DIR EINE CHANCE! Außer dir selbst tut es keiner. Als erstes legte ich mir eine Strategie zurecht, die aus mehreren Schritten bestand. Einer dieser Schritte war ganz nach dem Motto: „Motiviere dich selbst jeden Tag!“

Lieber Leser, das ist absolut das wichtigste überhaupt, sich jeden Tag selbst motivieren zu können!

Ich empfinde gerade dieses Thema als wegweisend und überlebenswichtig! Wer sich nicht selbst motivieren kann, hat keine Chance! Wer sich aufgibt, stürzt ab! Niemand kann einen so motivieren wie man selbst. Wenn andere (Familie, Freunde, usw.) es versuchen, hat das niemals dieselbe Wirkung. Bald empfindest du diese Fremdmotivation als störend und als lästiger Druck. Infolgedessen machst du innerlich zu.

Mache es deshalb selbst, egal wie. Alles ist erlaubt. Es geht um dein Leben! Ich habe genauso wie jeder andere schwache Zeiten. Ich habe aber einen starken Traum, der mir hilft immer wieder hoch zu kommen.

Erstens: Ziele mit täglicher Erfolgsausrichtung setzen

Am besten du gehst die ganze Sache entspannt an. Wie entspannst du dich? Dazu eignen sich Musik oder leichte Yoga-Übungen hervorragend. Tai-Chi bringt den Körper und Geist auch zur Ruhe. Ebenso jede Art der Meditation. Wenn du entspannt bist und in dich gehst, kommen die richtigen Gedanken und Gefühle von ganz alleine zu dir. Wenn du die richtige Gelassenheit hast, beginnst du mit der Traum- und Zielsuche.

Meiner Meinung nach ist es wichtig, dass du dir immer nur solche Ziele steckst, die du auch erreichen kannst. Ich hatte am Anfang ganz bewusst nur Miniziele. Ich wollte mich dadurch auf Erfolg trainieren. Dieses „Erfolgreich-Sein“ und „-Bleiben“ ist wichtig. Wenn ich ständig Misserfolge habe, weil ich meine Ziele zu hochgesteckt habe, dann verliere ich meine Motivation und das Scheitern ist vorprogrammiert.

Stecke ich mir Ziele, die ich am Anfang immer erreiche, gewöhnt sich mein Geist daran. Man muss sich langsam umgewöhnen, da bei einer Krankheit wie MS ständig nur Niederlagen einzustecken sind. Programmiert man sich auf Erfolgserlebnisse um, sind spätere Niederlagen nicht so schlimm.

Ich steigerte meine Tagesziele langsam. Mein Körper konnte sich ja auch nur langsam steigern. Ich steckte meine Ziele also so klein, dass ich immer mein Tagesziel erreichte. Es sind die kleinen Schritte, die dich voranbringen, Schritt für Schritt, Tag für Tag, Woche für Woche und Monat für Monat. Gib niemals auf. Der Geist wird nur langsam in den Gewinnermodus gebracht.

Größere Ziele

Nach den kleinen Zielen kommen die etwas Größeren, die man auch immer erreicht. Wir sind ja im Gewinnermodus und da kann uns nichts aufhalten. Was bringen Ziele, die ich nicht erreiche? Nur Frust und Traurigkeit. Geschieht das zu oft, bin ich schnell am Boden zerstört. Ich wollte aber nicht am Boden liegen. Ich kenne den Boden nur allzu gut. Ich will wieder am Leben teilhaben und glücklich sein. Daher kann ich solche Misserfolge nicht brauchen.

Natürlich weiß ich, dass es Ziele gibt, die man nicht erreichen kann. Ich muss sie ja nicht so hochstecken. Gerade am Anfang ist das überlebenswichtig. Ist mein Geist erst einmal auf Gewinn und Sieg eingestellt, stecke ich Niederlagen ganz anders weg. Nach den Tageszielen kommen dann Wochenziele und Monatsziele. Weiter würde ich nicht gehen, da sich im Leben so oft etwas ändern kann und man flexibel darauf reagieren können muss. Natürlich kommt es auf die Lebensumstände an. Manche Ziele brauchen sogar Jahresplanungen. In meiner Lebenssituation ist das nicht notwendig gewesen.

Wenn du Tag für Tag und das monatelang deine Ziele erreichst, bist du motiviert. Sprüche aus dem Umfeld stören dich dann nicht mehr. Ich habe mich immer vor Zweiflern, Raunzern, Negativlingen und sonstigen Menschen, die „alles“ immer besser wissen, gehütet.

Kennst du das auch? Mir wurde oft gesagt, dass ich später nicht enttäuscht sein solle, wenn es nicht klappt. Mich haben solche Aussagen immer so hinuntergezogen, dass ich es lange einfach nicht versucht habe, weil mein Geist auf Angst und Versagen programmiert war. Das Einzige, das mir half, war mich monatelang von den „Negativlingen“ fern zu halten.

Erst als ich selber stark genug war, konnten mir ihre „Ratschläge“ nichts mehr anhaben. Keiner meinte es böse oder wollte mir schaden. Doch sie merkten nicht, wie sehr sie mir den Wind aus den Segeln nahmen. Selbst als es mir körperlich „besser“ ging, verstummten ihre „gutgemeinten“ Botschaften nicht. Manche Menschen sind eben so. Wir müssen nur lernen mit ihnen umzugehen. Diese Menschen verstehen nicht, dass du dein Ziel schon lange erreicht hast und du gar nicht mehr enttäuscht werden kannst.

Wenn du es richtigmachst, erreichst du täglich dein Ziel! Du wirst aufgrund deiner neuen Sichtweise auf deine Ziele immer motivierter, was dich wiederum immer stärker macht. Dieses langsame „Umprogrammieren" auf Erfolg lässt du wachsen. Die Früchte, die du dafür zu ernten bekommst, sind umso süßer, wenn sie mit dem körperlichen Gesundwerden belohnt werden.

Ein Spruch, den ich einmal gehört habe, lautet:

„Erfolg wird gemessen an unseren Niederlagen und wie wir damit umgehen".

Ich habe genug von den Niederlagen. Jetzt möchte ich einmal Erfolg haben.

Meine „5-S Strategie" zur Motivation

Wie bekomme ich nun anhaltende Motivation? Das ist genauso leicht, wie es schwer ist. Leicht, wenn man den richtigen Traum und das richtige Ziel hat, und schwer um das richtige Ziel zu finden.

Ich habe bemerkt, dass die richtige Motivation sich erst dann einstellen kann, wenn ich die seelische Haltung zu mir selbst überarbeitet, bzw. abgeklärt habe. Dazu habe ich die von mir entwickelte Strategie der „5 S" angewandt.

Die „5 S“ bedeuten:

- **Selbstvertrauen**
- **Selbstbewusstsein**
- **Selbstachtung**
- **Selbstliebe**
- **Selbstwert**

Ich habe mich selbst nach diesen „5-S“ hinterfragt und festgestellt, dass ich ein völlig falsches Bild von mir hatte. Ohne die richtige Einstellung zu sich selbst kann man sich nicht helfen.

Es ist ganz einfach so: Wenn ich meinen Körper nicht mag, weil er z. B. zu dick ist oder sonstige „Mängel“ aufweist, warum soll ich dann diesen Körper, der womöglich noch krank ist, helfen? Wenn man sich selbst ablehnt, verweigert das Unterbewusstsein die Hilfe.

Ein Beispiel dazu: Wenn dich mich im Spiegel anschaue und mein Spiegelbild betrachte, dann stelle ich mir die Frage: „Mag ich den, der da drinnen ist?“ Wenn die Antwort „Nein“ lautet, sagt das Unterbewusstsein: „Warum soll ich diesem Körper dann helfen?“ Somit hilft es dir auch nicht. Es ist deshalb sehr wichtig, dass du zuerst die „5 S“ aufrichtig bearbeitest, bevor du etwas Anderes anfängst! Ich kann nichts an meinem Körper ändern, wenn die Grundeinstellung zu mir selbst falsch ist!

Den richtigen Traum finden

Wenn du, so wie ich, mit dem Rücken zur Wand stehst, gibt es nur eine Richtung, nämlich vorwärts. Das sollte man zumindest meinen. So leicht ist es dann doch nicht.

Nachdem ich meine „5 S“ bearbeitet hatte, verbrachte ich viele Stunden und Tage damit einen Traum zu finden, der es wert war, verfolgt zu werden. Ich hatte viele Träume, die ich jedoch immer wieder verwarf, weil sie nicht stark genug waren, um den Strapazen, die vor mir lagen, zu trotzen.

Schließlich und endlich fand ich ihn: „Meinen wunderbaren Traum“, der mir die Kraft verlieh jeden Tag Vollgas zu geben. Ich schaute weder nach links oder nach rechts, ließ mich nicht ablenken und arbeitete beständig an mir. Ich vergaß alles um mich herum und bemerkte so jede kleine Veränderung in mir.

Ich schrieb alles auf, jeden noch so kleinen Fortschritt und auch jeden Rückschritt, einfach alles. Ich war das Schreiben ja schon von meinem Tagebuch gewohnt (Auszüge daraus füge ich später ein), aber diese Art des Schreibens war neu. Ich ging jeden Tag in mich und hörte genau zu, was mein Körper mir zu sagen hatte. Mit der Zeit bekam ich wieder ein gutes Gefühl für mich selbst, was mir in der stressigen Zeit verloren gegangen war.

Eine sehr wichtige Entdeckung für mich war, dass Wissen und Verstehen zwei total unterschiedliche Dinge sind. Wenn ich etwas weiß, muss ich es nicht zwangsläufig auch verstanden haben. Das war eine für mich lebensverändernde Entdeckung. Ein gutes Beispiel dafür ist, dass jeder „weiß“, dass Rauchen ungesund ist. Wenn jeder dies verstanden hätte, würde jeder sofort damit aufhören und es gäbe keine Raucher mehr. Nur das Wissen alleine hilft dir wenig, wenn du es nicht für dich verstanden hast!

Als Bonus für Leser dieses Buches befindet sich unten auf der **Bonus Ressourcen** Seite ein Link zu einer Webseite, wo Du sowohl meinen Tagesablauf als auch ein Arbeitsblatt über die Traum- und Zielfindung herunterladen kannst. Ich hoffe es hilft Dir so wie es mir geholfen hat. Ich freue mich über Deinen Feedback (Rückmeldung).

Zweitens: Ich musste abnehmen

Das zweite, was ich machen musste, war abnehmen. Ich musste abnehmen, damit ich mein Gewicht tragen konnte. Nur wie? Ich lag ja nur und bewegte mich kaum. An Sport zu denken wäre lächerlich gewesen. Außer hinzufallen, was mir von Zeit zu Zeit passierte, konnte ich nichts Sportliches aufweisen. Scherzhaft sagte ich immer zu Petra und meinen Freunden: „Wenn ich stürze, dann gebt mir Haltungsnoten für den Sturz und den Gesichtsausdruck, den ich dabei mache!"

Wenn somit Sport ausfällt, musste ich beim Essen einsparen, dachte ich. Aber beim Essen sparen und abnehmen birgt die Gefahr, dass man außer Fett auch Muskelmasse mit abbaut. Dieses Risiko musste ich eingehen. So fing ich an, weniger zu essen. Ich verlor tatsächlich Gewicht, aber gleich so Kraft, die ich beispielsweise brauchte, um aufs WC zu kommen.

Was konnte ich also tun? Ich begann zu lernen, wie man richtig abnimmt ohne seine Kraft zu verlieren. Im Internet oder in Diätbüchern steht zwar vieles, aber eben nicht alles. Ich suchte vergebens nach Informationen wie jemand in meiner Lage gefahrlos abnehmen kann. Für Kranke steht in keinem Buch, wie man abnehmen soll und kann. Also wagte ich mit dem Wissen aus den Büchern, dem Internet und dem eigenen Gefühl der Intuition das Experiment „Abnehmen, aber „richtig“. So konnte ich durch Experimentieren am eigenen Körper tatsächlich mein Gewicht langsam reduzieren ohne meine Kraft zu verlieren.

Drittens: Wieder richtig Bewegen lernen

Das Dritte, was ich machen musste, war zu lernen mich wieder richtig zu bewegen. Durch das lange Liegen wurde mein Körper steif und verlernte das richtige Gehen, Bücken, Arme strecken, oder Beine strecken, usw. Ich fing wieder bei fast null an. Alles musste ich wieder lernen. Ohne richtige Motivation wäre das nicht gegangen.

Da ich früher einmal einen Yoga-Kurs belegt und Tai-Chi gemacht hatte, dachte ich, das würde mir sicherlich helfen. Ich versuchte also, so gut es ging, ein paar Übungen zu machen, an die ich mich erinnern konnte. Ich übertreibe nicht, wenn ich an dieser Stelle sage, dass es am Anfang der reine Horror war! Ich hatte so starke Krämpfe und Spasmen, dass ich dachte „jetzt reißt etwas in mir ab.“ Die Schmerzen waren manchmal so stark, dass ich schreien musste. In solchen Augenblicken war das Einzige, das mich weitermachen ließ, mein Traum.

Ich musste meine Arme und Beine dehnen und strecken. Alles hat sich mit der Zeit verkürzt und musste wieder „gängig" gemacht werden. Alle Bewegungen waren eine Sache von Schmerzen und Verkürzungen. Am unangenehmsten empfand ich jedoch den Rumpf wieder zu drehen und zu dehnen. Leider habe ich die Yoga Übungen nicht von Anfang an gemacht und später, wegen der anfänglichen Schmerzen, auch nur unregelmäßig.

Das Schlimmste war für mich der Kampf gegen die Müdigkeit und Erschöpfung. Diese Erschöpfungs-schlafphasen setzten mich ein bis zwei Stunden nach jeder Übung außer Gefecht. Ich machte nur zwei oder drei Bewegungen und konnte dann nicht mehr. Ich war erschöpft, machte zwei Minuten Pause und zwang mich noch einmal das Bein nur 5 cm hoch zu heben. Wieder Pause. Einmal noch, noch einmal, so lange, bis ich total fertig war. Mir wurde teilweise vor Anstrengung so schlecht, dass ich mich übergeben musste.

Jede Bewegung war ein Kampf, aber nicht „gegen" meinen Körper, sondern „für" ihn. Ich musste mir eine Kondition aneignen, um zumindest wieder 50 bis 100 m gehen zu können. Es dauerte Monate bis dahin, aber ich wusste, dass ich diese Leistung noch einmal brauchen werde. Die Überwindung der Schmerzen und der Müdigkeit am Anfang war sicher das Härteste, das ich je gemacht habe. Aber ich kann nur jedem raten nicht aufzugeben. Der Lohn ist ein neues Leben!

An dieser Stelle möchte ich mich nochmals bei meinem Schatz Petra bedanken. In Wirklichkeit kann man sich gar nicht für all die Hilfe bedanken, die so ein Mensch gegeben hat. Sie hat mir in der schlimmsten Zeit geholfen und ist immer zu mir gestanden. Ich benötigte ja praktisch für alles Hilfe, und Petra war immer zur Stelle. Sie hat es sicher nicht immer leicht gehabt mit mir. Aber sie hat mich nie im Stich gelassen.

Wie kann ich wieder gesundwerden?

Jetzt kommen wir zum nächsten Punkt: Was kann ich tun, um wieder gesund zu werden? Betrachten wir den Lebensweg zurück, so können wir erkennen, was uns überhaupt krankgemacht hat. Aber Vorsicht, das heißt auch, dass wir uns mit uns selbst beschäftigen und uns mit der Wahrheit auseinandersetzen müssen. Manchmal tut das weh und manchmal noch viel mehr.

Ich habe mir meine „Sünden" genau angesehen, habe viel Zeit damit verbracht mich zu erinnern und alles aufzuschreiben. Jede Kleinigkeit kann wichtig sein. Daher sollte man sich viel Zeit nehmen dafür. Mit diesem Wissen kann man dann ganz gezielt nach Lösungen suchen. Ich bin jede Erinnerung der letzten 25 Jahre durchgegangen, welche Ernährung ich hatte, welchen Stress, Krankheiten, Zahnarztbesuche, Arztbesuche, ja sogar, ob ich öfter Krämpfe in den Waden hatte. Alles kann wichtig werden, wenn man die Puzzlestücke zusammenträgt.

Als ich damit beschäftigt war mich zu erinnern, begann ich auch langsam mit meinem Training. Ich war wieder „hungrig" nach Leben und verwendete alles was ich fand als Trainingsobjekt. Alles war Training, die Wasserflasche zum

Mund führen, das Öffnen der selbigen, das Heben der Wasserflasche. Der WC-Gang wurde so bewusstgemacht, dass selbst dieser ein Teil des Trainings wurde. Ich konnte ja mit der rechten Hand nicht einmal einen Löffel halten. Also wurde auch der Löffel zum Trainingsobjekt. Ich habe ganz unten angefangen und bin den steinigen Weg gegangen, weil ich den richtigen Traum gefunden hatte.

Motivation ist alles! Wenn ich einen geschädigten Körper wieder „reparieren" möchte, brauche ich Zeit. Nichts geht da schnell in ein paar Tagen. Ich habe Jahre gebraucht mir das notwendige Wissen anzueignen um die Krankheit irgendwie in den Griff zu bekommen. Anschließend musste ich es nur noch in die Praxis umsetzen. Mit der richtigen Einstellung und dem richtigen Wissen ist sehr viel möglich. Ich muss aber auch sagen, dass es Schäden gibt, die nicht mehr rückgängig gemacht werden können. Das kommt aber sehr auf den Menschen und gewisse Umstände im Leben an.

Als ich wieder halbwegs gehen konnte, ging ich immer mit zum Einkaufen. Ich habe mich einfach auf den Einkaufswagen gelehnt und los ging´s.

Da meine rechte Hand ja nur kalt und steif war, konnte ich einen Rollator Zuhause nicht verwenden. Ein Einkaufswagen hat hingegen die Möglichkeit geboten, mich mit dem Oberkörper aufzustützen, ohne dass ich die rechte Hand verwenden musste. Ein paar lustige Situationen passierten mir auch mit dem Einkaufswagen. Ich konnte am Anfang ja nur schieben, nicht lenken. Wenn ich jetzt ein „widerspenstiges" Einkaufswagerl hatte, dass auf einer Seite zog, fuhr ich widerwillig in irgendeine Richtung. Petra musste immer lenken oder mich von einem Gang abholen, in den ich gar nicht wollte.

Für Petra war es anfangs weniger lustig. Sie hatte kaum Zeit sich im Geschäft umzusehen und wurde von mir öfters einfach nur „angetrieben", weil ich ja irgendwann gar nicht mehr konnte. Unsere ersten gemeinsamen Einkäufe dauerten nicht länger als fünf Minuten.

Mit der Zeit aber hatte ich meine Erfolgserlebnisse, als ich langsam „Herrscher" über den Einkaufswagen wurde. Ich konnte ihn bald selbst lenken. Mit der Zeit kam auch die Ausdauer dazu. Anfangs hatte ich nur wenig Ausdauer und musste mich nach ein paar Minuten mitten im Geschäft hinsetzen. Nach kurzer Sitzpause auf irgendwelchen Paletten mit Dosen oder Flaschen ging´s weiter bis zur nächsten Pause. So war das Einkaufen für mich anfangs zwar sehr anstrengend, aber ich baute wieder Muskeln auf und kam wieder unter Menschen.

Manche Leute starren einen an, wenn man so jung wie ich mit einem Gehstock unterwegs ist. Mich störte das nicht. Ich habe diese Leute dann oft direkt und ganz ernst angesprochen und gesagt: „Ja, so kann's passieren. Mir wurde in den Rücken geschossen, bei meinem letzten Raubüberfall." Da waren welche dabei, die auf einmal ganz schnell weg waren. Andere lachten und das Eis war gebrochen. Dann sagte ich öfter: „Ich suche jemanden zum Körpertauschen. Haben sie Interesse?"

Ich finde, man sollte das eigene Leben
nicht zu ernst nehmen.
Es hat ohnehin noch keiner überlebt.

KAPITEL 6: ERNÄHRUNG, DIE MIR GEHOLFEN HAT

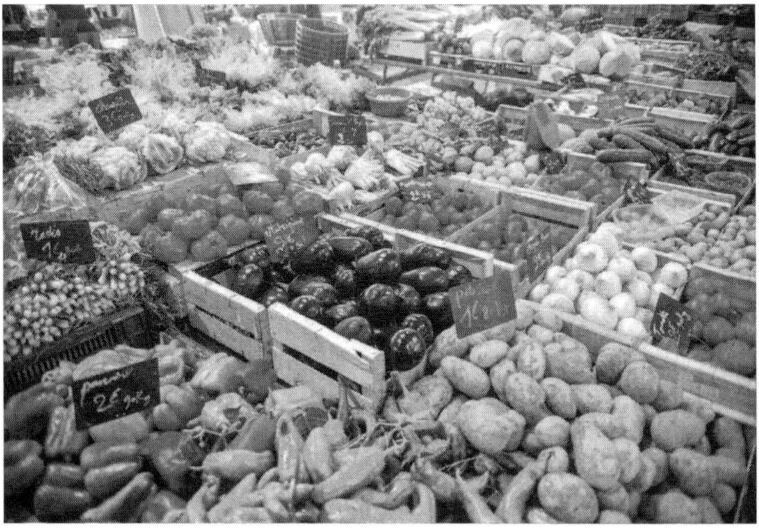

Über gesund und ungesund, Nahrungsmittel und Lebensmittel

Über gesunde Ernährung gibt es viele gute Bücher. Auch das Internet ist voll davon. Nur über Menschen in meiner Lage steht nirgends etwas geschrieben.

Unsere Ausreden sind schon allgemein gültig: „Aber es schmeckt halt so gut". Überdenken wir einmal diese Aussage. Ich habe lange gebraucht um es mir einzugestehen: Ich und sonst kein anderer war für meine Nahrung und die Mengen, die ich verzehrte, verantwortlich. Was habe ich alles in mich reingestopft, nur, weil es mir geschmeckt hat, nicht aber, weil es gesund war? Was kann ich nur erwarten, wenn ich gute Leistung von meinem Körper verlange, ihn aber schlecht ernähre? Bei unserem Auto tanken wir ja auch den richtigen Sprit und nicht das Billigste, was an der Zapfsäule zu finden ist, oder?

Wenn der Chef der Firma, in der wir arbeiten, uns ständig zu Höchstleistungen zwingt, uns 18 Stunden am Tag arbeiten lässt, dabei nur minimal bezahlt und keine Verschnaufpausen zulässt, wie lange schaffen wir das wohl? Genau! Bei einer ungesunden Ernährung verlangen wir genau das von unserem Körper.

Gesunde und ausgewogene Ernährung ist also von größter Wichtigkeit! Was ist gesund? Ich habe für mich angefangen die beiden Ausdrucksweisen „Nahrungsmittel" und „Lebensmittel" zu trennen. Nahrungsmittel sind für mich Sachen, die den Körper ernähren, ihn mit dem Notwendigsten am Leben erhalten. Lebensmittel dagegen sind, wie der Name schon sagt, Mittel die leben! „Lebens-Mittel" sind Gesundes, wie Obst und Gemüse, in denen noch Vitamine und Enzyme vorhanden sind. Das ist ein großer Unterschied, finde ich. Wir alle wissen, dass Fast Food uns zwar nährt, aber nicht gesund ist. Was wir also brauchen sind gesunde „Lebens-Mittel", die nicht durch Denaturierung ihr „Leben" verloren haben.

Basisch oder Sauer

Eine weitere, vorerst grobe, Unterscheidung mache ich zudem zwischen sogenannten „basenbildenden" und „säurebildenden" Lebensmitteln.

Basenbildende Lebensmittel sind am besten für unseren Körper geeignet! Das sind besonders grüne Nahrung, frisches Gemüse und Obst. Das Verhältnis sollte 70 % basisch zu 30 % saure Lebensmittel sein.

Getreideprodukte, Zucker, Fleisch und Milch-produckte sind stark säurebildend und somit weniger gut.

Jeder von uns glaubt zu wissen, dass Obst und Gemüse gesund sind, dass Getreide, vornehmlich Vollkorn und Milchprodukte, gesund sind. Tja, dem ist leider nicht so. Wenn wir kurz darüber nachdenken, wissen wir auch warum. Obst und Gemüse sind zweifelsfrei gesund. Ist das aber immer noch so, wenn wir uns den landwirtschaftlichen Anbau genauer ansehen? Pestizide, Fungizide, Herbizide, wohin das Auge reicht. All diese Spritzmittel und Gifte essen wir mit, und das soll gesund sein?

Was mir bei der Ernährung besonders geholfen hat

Beim **Getreide** kommt noch etwas Anderes hinzu. Der Körper bekommt durch Getreide zu viele Kohlehydrate ab. Außerdem enthält Getreide Gluten, Lektine und Phytinsäure. Gerade für Menschen mit MS ist das ein „No Go!" **Gluten und Lektine können Entzündungen im Darm**

verursachen und fördern MS! Phytinsäure erzeugt die Pflanze, um nicht verzehrt zu werden. Genau genommen ist es ein natürlich pflanzliches Pestizid. Getreide kommt erst seit ca. 10.000 Jahren in unserem Speiseplan vor. Unser Verdauungssystem ist ursprünglich nicht darauf ausgerichtet.

Die große Ausnahme sind **Getreidesprossen**. Das ist die gekeimte Form! Gekeimtes Getreide ist ein wertvoller Vitamin- und Enzymspender und sollte in einer gesunden Ernährung nicht fehlen! Sprossen enthalten gegenüber einem ungekeimten Korn einen hundertfachen Vitamingehalt, z.B. die Vitamine E +300 %, Vitamin C +600 % und B-Vitamine zwischen 200 % und 1200 %. Sprossen sind echte Kraftpakete mit einer Fülle an Vitalstoffen. In Getreidesprossen ist aber leider auch Gluten vorhanden!

Sprossen machen ist ganz einfach. Ich habe sie für Petra immer selbst gemacht, da ich wegen dem Gluten selbst darauf verzichtet habe. Einfach das Getreide je nach Art 4 bis 12 Stunden einwässern, dann in ein Sieb geben, damit das überschüssige Wasser ablaufen kann. Zweimal am Tag durchspülen und nach 2 bis 3 Tagen kann man die fertigen Sprossen essen. Ich habe sie immer mit Früchten in den Mixer gegeben und zu einem leckeren Drink verarbeitet.

Viele Menschen haben eine Glutenunverträglichkeit (Zöliakie). Lasse einmal für drei Wochen alle glutenhaltigen Nahrungsmittel weg (d.h., jegliches Getreide außer Reis und Mais). Du wirst sehen, dass sich Allergien, Asthma, Ekzeme und Hämorrhoiden verbessern.

Milchprodukte sind überhaupt nichts für erwachsene Menschen. Es gibt zahlreiche Studien darüber, dass Milch einem erwachsenen Menschen schadet. Was ist Milch? Es ist ein Sekret, dass Mütter für ihren Nachwuchs erzeugen, Muttermilch also. In der Milch sind Nährstoffe enthalten, die nur für Babys wertvoll und gesund sind. Am Anfang unseres Lebens ist Milch aufgrund seiner wertvollen „Turboinhaltsstoffe" tatsächlich wichtig für uns. Später aber später wird es eher ein gefährliches Spiel um unser Leben. Kein erwachsenes Tier trinkt Muttermilch, es sei denn, es wurde von uns so „erzogen" (wie Katzen), und selbst da ist es gefährlich für den Wiesentiger. Milch ist so etwas wie der Turbo oder Vollgas fürs Leben. In Milch sind Wachstumshormone enthalten; was sollte bei einem erwachsenen Menschen noch wachsen? Krebs vielleicht?

Es gibt Forschungen, die bei Milch die Entstehung von Akne und anderen Hauterkrankungen nachgewiesen haben. In Afrika und Asien, in denen fast keine Kuhmilch getrunken wird, haben wir die niedrigste Osteoporose Rate. 75 % der Weltbevölkerung leidet an Laktoseintoleranz. Das sollte uns zu denken geben.

Ich möchte jetzt aber nicht zu sehr ins Detail gehen, da dieses Buch einen anderen Sinn verfolgt. Zu Milch gibt es genügend Studien, die ihre Gefährlichkeit für den Erwachsenen genau aufzeigen. Aber nur so zur Vorstellung, würdest du dein Auto ständig mit Vollgas fahren? Der Körper verträgt dieses „Vollgas" auch nicht auf Dauer.

Dann ist da noch der **raffinierte Zucker**. Das ist der stärkste Darmflora-Killer, den es gibt. Raffinierter Zucker (Saccharose) und seine Nebenprodukte, wie Kandiszucker, Traubenzucker, Fruchtzucker, aber auch alle braunen Zuckerarten schwächen unsere Darmflora. Zucker ist das schädlichste Produkt überhaupt für unsere Darmflora. Zucker im Darm ist ein Paradies für aggressive und schädliche Pilze. Damit ist nicht der natürliche Zucker im Obst gemeint. Der ist nicht schädlich.

Mit **Fleisch** ist das auch so eine Sache. All die Medikamente und Antibiotika, der Stress der Tiere, die Haltungsbedingungen spiegeln sich im Fleisch wieder. Wir wundern uns, wenn Antibiotika und Medikamente teilweise bei uns keine Wirkung mehr zeigen, wenn wir sie brauchen. Warum ist das wohl so?

Was kann man dann noch essen, wirst du dich fragen? Vieles! Aber alles bewusst, im richtigen Maß und Verhältnis.

Ich möchte jetzt nicht als Ernährungsapostel oder Gesundheitsapostel klingen, muss trotzdem muss gleich einmal sagen: **Vergiss Diäten!** Eine Diät macht nur frustriert und aggressiv. Wichtig ist, dass man langfristig denkt und Spaß beim Essen hat. **Mach' keinen Asketen aus dir!**

Ich habe das für mich so gelöst: **Obst und Gemüse, aber Bio**, wenn's geht. Wo ist da der Unterschied, werde ich oft gefragt. Nun, ein Apfel bleibt ein Apfel, egal, ob Bio oder nicht. Der Unterschied sind die Spurenelemente wie ätherische Öle, die der Apfel produziert. Ein ungespritzter Apfel braucht viel mehr Abwehrstoffe (ätherische Öle) um einen Wurm abzuhalten ihn anzuknabbern. Diese Öle braucht auch der Körper um seine eigenen Abwehrstoffe zu verstärken, mal abgesehen von den unzähligen Spritzmitteln, die unseren Körper sowieso belasten. Wenn's geht, Bio. Wenn nicht, dann muss das reichen, was der Supermarkt hergibt. Ich bin da sehr pragmatisch geworden, da Bio oftmals einfach auch teurer ist und ich mir das nicht immer leisten kann. So einfach ist die Wahrheit.

70 % Gemüse, 30 % Obst. So halte ich es für mich. Ich esse kein Fleisch, keine Milchprodukte und keine Getreideprodukte. Ich möchte auch gleich mal sagen, dass ich mich selbst nicht als Vegetarier bezeichne. Selten, aber doch ab und zu esse ich einen **Fisch**. Ich bevorzuge Fische aus dem Meer, wenn es geht, aus dem nördlicheren Teil. Ich lebe einfach so gesund wie möglich und ernähre mich auch nach bestem Wissen gesund. Auf **Fleisch verzichte ich**, weil die Qualität und die Haltungsbedingungen unter aller Würde sind. Außerdem sprechen noch andere Umstände dafür, auf Fleisch zu verzichten, z.B. Cholesterin, gesättigte Fettsäuren, Medikamente und Antibiotika.

Ganz wichtig ist auch **gutes Salz**. Mit großem Aufwand wird Industriesalz „gereinigt". Dabei werden über 80 Elemente aus dem Ursalz entfernt. Es bleibt nur Natriumchlorid (NaCl) über. Man nennt das auch „raffinieren“. Dieses Salz bereitet unseren Nieren bei der Ausscheidung Schwierigkeiten. Es bildet obendrauf Kristalle auf den Knochen und Gelenkshäuten und kann dadurch Gicht, Rheuma, Arthritis und Arthrose verursachen. Außerdem können verschiedene andere Ablagerungen im Körper Probleme verursachen. Vorsicht auch beim naturbelassenen Meersalz. 80 % des angebotenen Meersalzes ist raffiniert, gebleicht und mit chemischen Zusätzen versetzt. Gutes Salz ist Steinsalz. Es wird in Salzbergwerken gefördert. Dieses Salz entstand vor vielen Millionen Jahren als Ur-Meersalz. Da wir aus dem Salzwasser kommen und unsere

Zellen das immer noch wissen, können wir dieses Salz sofort verwerten.

Dieses Buch soll aufzeigen mit wie wenigen Mitteln es doch Hoffnung geben kann. Es soll ein roter Faden für Menschen sein, die sich in scheinbar aussichtslosen Lebenslagen befinden. Da, wo Ärzte aufgeben, wo Menschen hoffnungslos sind, weil ihre Zukunftsaussichten schlecht oder miserabel wurden, da beginnt dieses Buch. Geld ist für mich kein großes Thema. Ich habe keines, außer dem, was ich zum Leben brauche. Als Früh- bzw. Invalidenpensionist hat man in der Regel keine Reichtümer.

Ein Tipp zum Thema gesunde Ernährung: Die DVD „Unsere Rückkehr zur Gesundheit“ von Helmuth Matzner [14]**. In dieser DVD wird noch einmal anders und tiefgreifender beschrieben, warum wir kein Fleisch, Getreide oder Milch essen sollten. Kann ich empfehlen. (Siehe auch Kapitel 12).**

Wichtig ist neben der Auswahl der richtigen Lebensmittel wie sie **zubereitet werden**! Die Zubereitung ist sogar sehr wichtig. Alles was über 42° C erhitzt oder eingefroren wird, hat KEINE ENZYME mehr in sich. Gerade diese Enzyme brauchen wir so dringend. Darum sage ich, wir sollten so viel wie möglich roh essen. Da bleiben die Enzyme und Vitamine erhalten.

Ebenfalls sehr wichtig sind die **Vitamine**, **Mineralstoffe**, **Spurenelemente**, **Aminosäuren** und **ätherische Öle**! Aber bitte bioverfügbar! Was heißt das? Es gibt viele Mineralstoffe und Vitamine, die der Körper nur schlecht oder gar nicht verwerten kann. Entweder braucht er Hilfe durch einen zusätzlichen Stoff, oder die chemische Verbindung muss für den Körper „verwertbar“ sein.

Ein Beispiel: Die Vitamine A, D, E und K sind fettlöslich. Wenn man glaubt, man tut dem Körper was Gutes und verzichtet auf Fett, z.B. wegen der „Gewichtskontrolle“, so schadet man ihm mehr als man ihm Gutes tut. Nehmen wir **Magnesium**. Es gibt mehrere Magnesiumverbindungen, aber **Magnesiumchlorid-Hexahydrat** kann vom menschlichen Körper am schnellsten aufgenommen und am effektivsten verwertet werden. Andere Verbindungen brauchen „Hilfe“ oder werden wenig bis gar nicht aufgenommen. Ein kleiner Tipp: Ich habe das Magnesium-Hexahydrat nicht getrunken, sondern habe Fußbäder damit gemacht. Wenn man es trinkt, besteht die Gefahr, Durchfall zu bekommen! Der Körper kann auch nicht mehr als maximal 30 % Magnesium durch Trinken aufnehmen. Durch ein Fußbad kann der Körper 100 % aufnehmen, sogar ohne den Durchfall. Diese und viele andere Erfahrungen habe ich selbst gemacht. **Magnesium nie mit Kalzium gleichzeitig nehmen!** Das Kalzium verdrängt sofort das Magnesium und der Körper scheidet es ungenutzt aus. Warum die Industrie immer wieder „Pulver“ mit beiden Mineralien gleichzeitig anbietet, ist mir ein Rätsel. Ist es Geschäftemacherei oder Ignoranz?

Ich habe mir das immer so vorgestellt: Wenn man ein Haus bauen will, braucht man einiges, wie Sand, Zement, Kalk und Ziegel. Befinden sich diese Stoffe einmal auf der Baustelle (analog Aminosäuren und Mineralien im Körper), so braucht man Arbeiter, die diese Baustoffe richtig verteilen. Wenn alles einfach vermischt würde und jeder Arbeiter machen würde was er will, wäre das nur ein reines Chaos.

Ganz oben steht deshalb der Chef, der alles überwacht und den Plan und Willen hat, etwas richtig zuzuordnen tun und zu verändern. So ähnlich funktionieren die Vitamine und Enzyme im Körper.

Ich habe mir wochen- und monatelang den Kopf darüber zerbrochen die richtigen bioverfügbaren Nahrungsergänzungen mit deren Verhältnissen der Inhaltsstoffe herauszufinden. Ich habe viel Zeit mit Recherchen, Besuchen von Vorträgen, Experimenten und Selbstversuchen eingesetzt, nur um diese „Stoffe" sicher und bestmöglich für meinen Körper einzusetzen. Man kann nicht einfach alles, von dem man glaubt oder hört, dass es gesund sein könnte, bedenkenlos und frei nach dem Motto, „viel Gutes ist auch gut", in sich hineinschütten.

Es gibt ein richtiges Maß für Alles. Alles muss stimmen. Wer zu viel von Manchem zuführt, kann sich gleichermaßen in große Gefahr begeben! Es gibt Vitamine, Mineralstoffe und Spurenelemente, die überdosiert mehr schaden als nutzen. Das kann sogar sehr gefährlich werden und ist auf jeden Fall zu unterlassen.

Salate. Ich liebe jede Art von Salaten. Mit gutem Essig und Öl ist jeder Salat nur zu empfehlen. Ich esse auch sehr gerne und viel Kartoffel. Seit ich meine Nahrung auf gesundes Essen umgestellt habe, musste ich nie hungern. Es gibt ja so viel Abwechslung beim Obst und Gemüse.

Ich koche nichts, sondern verwende für warme Speisen einen **Dampfgarer**. Es gibt ja einiges, das ich nicht roh esse. Die Enzyme sind da leider auch weg, aber die Vitalstoffe bleiben zu einem großen Teil erhalten. Wenn man Gemüse klassisch kocht, werden viele Vitalstoffe aus dem Gemüse herausgeschwemmt. Beim schonenderen Dampfgaren bleiben diese im Gemüse. In der **Pfanne** lassen sich auch einige gute Gerichte zaubern. Dort verwende nur **Kokosöl**. Das verträgt die Hitze am besten, da es einen hohen Rauchpunkt von 176 Grad Celsius hat.

Ich habe mir angewöhnt jeden Morgen als Frühstück einen **Früchtesmoothie** zu zuzubereiten. Das hat zwei Gründe: Zum Ersten habe ich dann kein Verlangen nach Süßigkeiten. Zum Zweiten versorge ich mich dadurch mit einer Fülle an Vitaminen, Mineralien und Enzymen. Ich habe da einige Mischungen erfunden, die echt lecker schmecken.

Ein ganz großes Thema ist auch grüne Nahrung in Form von Gerstengraspulver, Spirulina, Chlorella und diverse andere Getreidegräser, weil sie wertvolles **Chlorophyll** spenden. Warum ist grüne Nahrung so wichtig für uns? Wir alle wissen, dass Kräuter und Pflanzen viele heilende Stoffe in sich tragen. Daher auch der Name „Heilpflanzen“.

Ein sehr gutes Buch über dieses Thema ist „*Grüne Nahrung*“ von David Sandoval [15].

Neben dem Heileffekt von Heilpflanzen und Kräuter, ist grüne Nahrung auch Nahrung und basenbildend. Wie vorher schon kurz gesagt sind basenbildende Lebensmittel sehr wichtig für unseren Körper.

Natürlich kann man auch **säurebildende Lebensmittel** essen. Dies sollte man jedoch nicht übertreiben. Warum ist das so? Wenn wir zu viel säurebildende Nahrungsmittel zu uns nehmen, muss der Körper das wieder ausgleichen. Er holt sich also aus dem Gewebe und den Knochen verschiedene Mineralstoffe wie Kalzium, Magnesium, usw., um die Säuren zu neutralisieren. Auf Dauer würde das einen Mineralstoffmangel auslösen, was sich wiederum negativ auf unsere Gesundheit auswirkt. Dieser ständige kurzfristige Raubbau führt über Zeit zu schwerwiegenden und oft chronischen Krankheiten. Am besten zu erkennen ist es an unseren Zähnen. Wenn unser Organismus übersäuert ist und ständig Kalzium aus den Zähnen abbaut, bekommen wir Löcher in den Zähnen. Ist der Mundbereich ständig übersäuert, heißt das Karies, Zahnfleischschwund und Munderkrankungen. Ein saures Milieu im Körper fördert ferner aggressive Pilze und schädliche Bakterien.

Leider hat unsere Pharmaindustrie nichts Besseres zu tun als einzelne Heilstoffe (chemische Komponenten) aus den Pflanzen zu extrahieren und sie in Form von oft synthetischen Medikamenten so teuer wie möglich zu verkaufen. Warum wird das so gemacht? Diese synthetisch-chemischen Komponenten kann man patentieren lassen und somit sehr lange und sehr viel Geld verdienen. Natürliche Pflanzen selbst kann man nicht patentieren.

Nur Mutter Natur macht es besser und richtig, indem sie eine ganze Pflanze mit einer vollkommenen Vielfalt an zusammenwirkenden Stoffen wachsen lässt. Nichts ist so wirkungsvoll wie das genaue Zusammenspiel dieser Wirkstoffe wie in einer natürlichen Pflanze. Sicher werden moderne Pharmazeutika unter anderem aus Kräutern und Pflanzen hergestellt, aber meistens eben nur auszugsweise. Die Weisheit der Natur ist unübertroffen. Keine

Pharmaindustrie kann ihr das Wasser reichen. Wir wissen ebenfalls, dass sogar fleischfressende Tiere Gras und Kräuter fressen, damit ihre Verdauung gut läuft. Tiere haben noch diesen Instinkt. Wir Menschen haben ihn verloren.

Wen verwundert es also, dass die meisten pharmazeutischen Produkte keine vollständige Heilung erzielen? Was sie aber gut können sind Nebenwirkungen auslösen, die dann mit noch mehr Medikamenten „behandelt" werden müssen. Praktisch, oder?

Billige Nahrungsergänzungen sind für unseren Körper meist auch nicht gut. In zahlreichen Studien wurde belegt, dass billige chemische Präparate eher der falsche Weg sind und uns nur ein gutes Gewissen vorgaukeln. Präparate die Spurenelemente liefern sollen, wie Eisen, Selen, Zink, Jod, Kupfer, Mangan, Molybdän, Chrom, usw., bieten diese oft in zu großen Mengen sowie in schlechter Bioverfügbarkeit an. In unserem Körper sind diese Elemente nur in Spuren vorhanden. Die Zufuhr über die Nahrung oder über mineralreiche grüne Pflanzen ist meist ausreichend, wenn man Rücksicht auf die Zubereitung nimmt.

Leider gibt es durch falschen Ackerbau und ausgelaugte Böden sehr wenig mineralreiche Pflanzen. Daher wird der Griff zu hochwertigen Nahrungsergänzungen notwendig. Ich selbst habe gute Nahrungsergänzungen von der Firma LIFE verwendet. Sie sind notwendig, weil ein kranker, ausgelaugter Körper nun einmal etwas „Hilfe" braucht.

Wir Menschen können unseren Körper mit Pflanzennahrung auf zellulärer Ebene wieder hervorragend regenerieren, wohingegen die Medizin nur ratlos zusehen kann. Die moderne Medizin ist natürlich in vielen Bereichen, z.B. in der Notfallmedizin, etc., hervorragend. Wenn es um chronische Krankheiten geht, steht sie fast auf verlorenem Posten.

Einer der meisterforschten Heilsubstanzen ist beispielsweise **Chlorophyll**. Es ist der Stoff, der Pflanzen grün werden lässt und das Sonnenlicht in Energie umwandelt. Wie dieser Vorgang aber genau abläuft, ist bis heute nicht restlos geklärt. Chlorophyll ist wissenschaftlich anerkannt als Antiseptikum und wird zur Wundbehandlung verwendet. Es hat aber eine Vielzahl an weiteren Heilwirkungen und positiven Eigenschaften. Wassermelonen sind ebenfalls ein sehr guter Chlorophyll-Spender. Es muss also nicht zwangsläufig alles, was gesund ist, immer nur grün sein.

Weitere Multitalente sind **Chlorella** und **Spirulina**. Sie sind einander sehr ähnliche chlorophyllreiche Algen. Beide dieser Algen enthalten Vitamin B12, was für viele Veganer eine der wenigen natürlichen Quellen darstellt. Außerdem haben Studien gezeigt, dass Chlorella, in der richtigen Form eingenommen, Schwermetalle binden und ausleiten kann. Schwermetalle wie Blei, Cadmium und Quecksilber haben eine sehr schädigende Wirkung auf unser Nervensystem.

Das waren einige der wichtigsten Ernährungsgrundsätze, die ich gelernt und für meine erhebliche Besserung meiner MS erfolgreich eingesetzt habe. Auf der **Bonus Ressourcen** Seite unten findest Du einen Link (Verknüpfung) zu einer Internetseite mit Ressourcen wie meinem Tagesablauf und einiges mehr, das Dir helfen kann.

KAPITEL 7: VITAMIN D3! - DAS SONNENHORMON

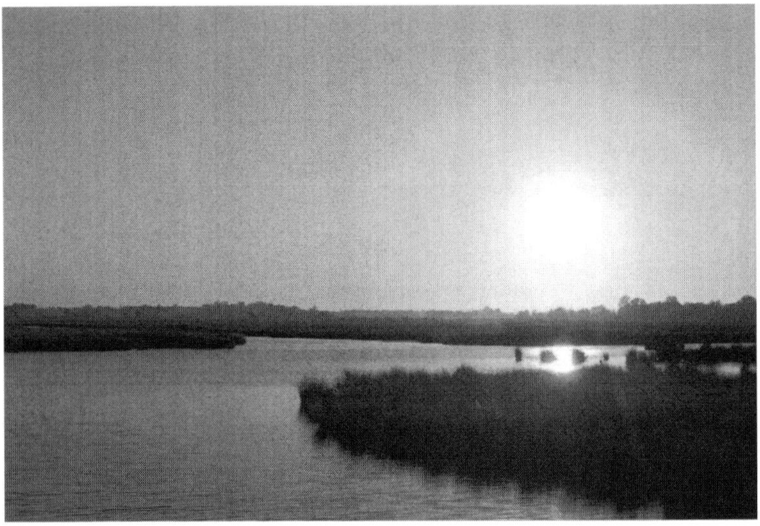

Vitamin D3 – Hauptschalter unserer Körperfunktionen

Vitamin D3, das sogenannte Sonnen-Vitamin. In Wirklichkeit ist es aber kein Vitamin, sondern ein Secosteroid-Hormon. **Dieses Vitamin regelt auch unsere Heilungskraft im Körper.** Vitamin D3 wird als Hormon von der Haut erzeugt, wenn man sie der Sonne aussetzt. Es regelt wie ein Hauptschalter einige wichtige Vorgänge im Körper. Ein zu geringer Vitamin-D3-Spiegel verlangsamt alle Stoffwechselvorgänge. Der Körper glaubt dann, dass er in eine Mangelzeit kommt, wie im Winter, und versucht Fettreserven aufzubauen um für schlechte Zeiten zu bevorraten. Somit wird klar, dass wir uns bei einem Vitamin-D3-Mangel mit dem Abnehmen viel schwerer tun als sonst.

Sehr viele Menschen in unseren Breiten leiden an einem Vitamin-D3-Mangel, da in unseren Breitengraden die Sonne nur von Mai bis September die notwendige Sonnenintensität erreicht. Das Buch von Jeff T. Bowles, „***Vitamin D3 hochdosiert***“ [16], beschreibt sehr gut, wie das Vitamin D3 auch unseren körpereigenen „Reparatur-Mechanismus“ regelt. Fehlt das Vitamin D3, werden fast keine notwendigen „Reparaturen“ im Körper vollzogen. Doch gerade Vitamin D3 wirkt auf alle Zellen in unserem Körper, da jede Zelle mit Vitamin-D3-Rezeptoren ausgestattet ist. Unser Körper wird bei einem Vitamin-D3-Mangel gerade so am Leben erhalten, dass wir mit einem Minimum an Energie über die Runden kommen. Mehr aber schon nicht.

Die Sonne als Vitamin D3 Quelle

In Österreich liegt der durchschnittliche Vitamin-D3-Spiegel im Blut bei ca. 8 - 12 ng/ml im Winter und bei ca. 18 - 25 ng/ml im Sommer. Bei einem Wert von unter 20 ng/ml spricht man von einem schweren Mangel! In der Zeit von Oktober bis April kann kein Vitamin D3 durch die Sonneneinwirkung gebildet werden, da der niedrige Sonnenstand die UVB-Strahlung durch die Atmosphäre herausfiltert. In diesen Monaten verlieren wir sehr schnell den Vorrat an Vitamin D3 und kommen rasch von einem Mangel in einen schweren Mangel hinein. Die Haut produziert also nur im Sommer – bei optimaler Sonneneinstrahlung in einem Winkel von 45° und **ohne Sonnenschutzmittel** – das wichtige Vitamin D3.

Wer jetzt aber glaubt, sich etwas Gutes zu tun, indem er/sie und sich für mehrere Stunden ungeschützt in der Sonne „braten" lässt, irrt sich. Die Haut produziert nur bei UVB-Strahlung in den ersten 10 bis 15 Minuten (je nach Hauttyp) Vitamin D3. Danach wird es durch die UVA-Strahlung wieder abgebaut, und es folgt eine Hautschädigung durch zu langes Sonnenbaden. UVB-Strahlung dringt übrigens **nicht** durch Fensterglas. Die UVA-Strahlung hingegen dringt durch Fensterglas. So kann man auch bei geschlossenem Fenster einen Sonnenbrand bekommen.

Wie ich zu hochdosiertem Vitamin D3 kam

Am besten ist es sich den Vitamin-D3-Wert durch einen Bluttest beim Arzt feststellen zu lassen. Dann weiß man, woran man ist. Ich habe eigenverantwortlich eine hochdosierte Tagesdosis von 100.000 I.E. (Abkürzung für „internationale Einheit") in Tropfenform über drei Monate eingenommen und erheblich große Fortschritte gemacht. Dann reduzierte ich die Dosis auf 80.000 I.E. pro Tag. Heute nehme ich noch 20.000 I.E. Vitamin D3 pro Tag.

Außerdem nehme ich neben den Vitamin-D3-Tropfen auch Vitamin K2 zur Absicherung, da Vitamin D3 in hoher Dosis den Vitamin K2-Spiegel senken kann. Vitamin K2 ist unter anderem für die richtige Einlagerung des Kalziums in den Knochen verantwortlich. Ich möchte noch einmal extra darauf hinweisen, dass ich hier nur meine persönlichen Erfahrungen niederschreibe und **KEINE** Therapievorschläge mache. Ich habe jeweils pro 10.000 I.E. Vitamin D3 eine Kapsel Vitamin K2 genommen um auf der sicheren Seite zu sein.

Als ich begonnen habe Vitamin D3 in hohen Dosen zu nehmen, verbrauchte ich zuerst eine große Menge an „Oleovit D3"-Fläschchen. Oleovit ist in jeder Apotheke zu bekommen. Diese Fläschchen mit einem Inhalt von je 12,5 ml (180.000 I.E.) ergeben nur 400 I.E. pro Tropfen. Bei einer Dosis von 80.000 I. E. am Tag komme ich mit einem Fläschchen nur zwei Tage aus. Die Beschaffung in Österreich ist aber gar nicht so einfach, wie man glauben sollte. Vitamin-D3-Präparate sind in Österreich rezeptpflichtig, und man bekommt nur ein Fläschchen pro Apotheke.

Ich musste mir in Folge immer einen ganzen Tag Zeit nehmen um zu jeder mir bekannten Apotheke zu fahren um ausreichend Vitamin D3 zu kaufen. Das war natürlich auf Dauer keine Lösung. So habe ich später das Vitamin D3 und K2 im Internet bestellt. Aber aufgepasst: Wie ich feststellen musste, gibt es dort große Qualitätsunterschiede. Generell sind Vitamin D3 und K2 Produkte bei den meisten seriösen Internetanbietern nicht nur qualitativ höher und ergiebiger als in der Apotheke, sie sind ist zudem viel billiger. Als ich früher die Apotheken abklappern musste um mein so wichtiges Vitamin D3 zu bekommen, bin ich mir öfters wie ein Drogensüchtiger vorgekommen. All dieser Aufwand nur für ein Mittel, das mich so sehr bei meiner Krankheit unterstützt hat. In anderen Ländern wie in den USA, Italien oder den Niederlanden ist Vitamin D3 übrigens frei erhältlich.

Ich habe auch etliche Menschen kennengelernt, bei denen die Vitamin-D3-Therapie nicht so angeschlagen hat, wie gewünscht. Das kann vorkommen und könnte folgende Hauptursache haben: Bei Menschen mit einem geschädigten Darm kann die Aufnahme von Vitamin D3 in Tropfenform behindert oder sogar ganz verhindert werden. Meist wissen die Leute gar nicht, dass es mit ihrem Darm Probleme gibt. Gerade der Darm kann sehr lange unauffällig bleiben. Über sehr viele Jahre hat man scheinbar „keine" Probleme. Nur weil man nichts merkt, heißt das noch lange nicht, dass alles passt. Diese Menschen müssen dann ausweichen in ein Solarium mit entsprechenden UVB-Röhren, Injektionen oder richtiges Sonnenbaden. Im Laufe der Zeit habe ich aber bei jedem die Ursache für die schlechte Aufnahme von Vitamin D3 herausfinden können.

Vitamin D3 hat mir aber nicht nur bei MS geholfen, sondern es belebte meine rechte Hand wieder. Ich hatte immer eine kalte Hand und kalte Füße. Beides war nach kurzer Zeit von der Einnahme von hochdosiertem Vitamin D3 verschwunden. Ebenso hatte ich nach einiger Zeit der Vitamin-D3-Einnahme zweimal einen Abgang eines Nierensteins, nur diese Male **ohne Schmerzen** und ohne die so schmerzhafte Nierenkolik.

Es gibt ferner eine ganze Reihe Forscher und Ärzte weltweit, die große Erfolge mit einer hochdosierten Vitamin-D3-Therapie erzielt haben. Ein Beispiel ist Dr. Cicero G. Coimbra, MD, aus Brasilien, der von Erfolgsraten von bis zu 95 % berichtet [17].

Ich empfehle auch das Buch von **Dr. med. Raimund von Helden „*Gesund in sieben Tagen: Erfolge mit der***

Vitamin D Therapie" [18]. Dieses Buch erklärt ganz genau, wie und warum man Vitamin D3 anwenden sollte. Dieses und andere sehr hilfreiche Bücher findest Du auf meiner Must-Read (Muss-Lesen) Bücherliste, die Du über den Link (Verknüpfung) auf der **Bonus Ressourcen** Seite ganz unten findest.

KAPITEL 8: DAS WICHTIGSTE ÜBERHAUPT IST WASSER!

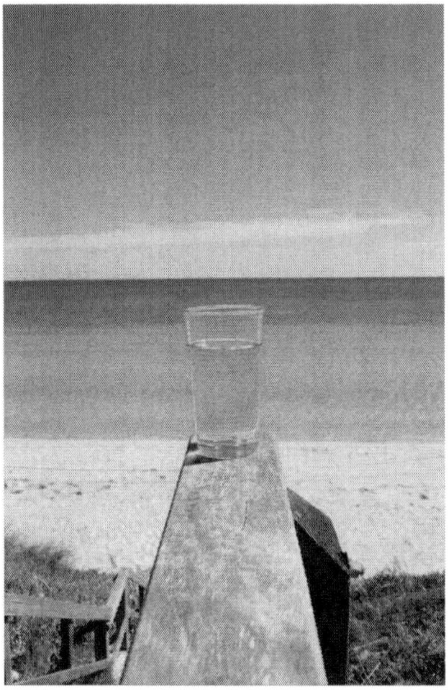

Allein über Wasser kann man mehrere Bücher schreiben. Die Bücher von **Dr. med. F. Badmanghelidj** sind sehr gut und lehrreich. Ich kann vor allem das Buch ***„Wassertrinken wirkt Wunder"*** [19] nur empfehlen (siehe auch die Bücherliste, die Du über die **Bonus Ressourcen** Seite ganz unten findest). Dabei handelt es sich um Erfolgsberichte von chronisch Kranken und ihre gesundheitlichen Verbesserungen bzw. Heilungen durch Wasser. Ein richtiges

Mutmacherbuch für alle, die meinen, dass es für sie keine Hoffnung gibt. Ich habe mehrere Bücher von Dr. med. F. Badmanghelidj gelesen und alle sind gut.

Ich trinke mindestens 3 Liter Wasser am Tag. Wasser ist die Medizin überhaupt. Unser Körper ist ein Biotop, in dem Wasser eine Hauptrolle spielt. Der menschliche Körper besteht zu ca. 75 % aus Wasser – genauer gesagt, aus ca. 65 % Sauerstoff und 10 % Wasserstoff, zusammen also 75 %. Wenn man sich diese Verhältnisse einmal ansieht, aus dem der Körper besteht, so wird schnell klar, dass Wasser das Wichtigste überhaupt ist.

Jede Zelle - von denen haben wir ca.70 - 100 Billionen in uns – ist von Wasser umgeben. Dieses Wasser im Körper nennt man Lymphflüssigkeit. Alle Nährstoffe kommen über diese Lymphflüssigkeit zu den Zellen und alle Abfallprodukte werden über die Lymphflüssigkeit abtransportiert. Das nennt man dann Stoffwechsel. Wenn dieses „Wasser" durch Ablagerungen wie Schlacken (Säuren) verdreckt ist, wird der Stoffwechsel „zäh" und beginnt zu tümpeln. Alle Stoffwechselvorgänge benötigen ein leicht basisches Milieu um gesund zu funktionieren.

Wir brauchen zwar die Säuren genauso wie die Basen im Körper, aber alles in einem gesunden, stimmigen Verhältnis. Der menschliche Blut-pH-Wert liegt zwischen 7,35 und 7,45 und ist daher leicht basisch. Es ist für den Körper überlebenswichtig unser Blut konstant in einem pH-Rahmen von 6,8 bis 8 zu halten. Würde das sogar für Sekunden nicht der Fall sein, würde der sofortige Tod eintreten. Der pH-Wert wird hauptsächlich von der Lunge und den Nieren aufrechterhalten.

Die pH-Skala geht von 1 - 14. Ein pH-Wert von über 7 (7-14) auf der pH Skala wird als basisch oder alkalisch bezeichnet. Ein pH-Wert von unter 7 (1-7) wird als sauer bezeichnet.

Der Ausdruck pH kommt aus dem Lateinischen und heißt „potentia Hydrogenii" (Potenz im Wasserstoff). Ist das Lymphwasser also verunreinigt oder, noch schlimmer, zu „trocken", dann ist das der Anfang jedes Leidensweges. Austrocknung ist ein sehr häufiges Problem unserer Gesellschaft. Viele meinen, wenn sie Cola oder Kaffee, Alkohol oder sonstige gesüßte Getränke konsumieren, hätten sie ja genug Flüssigkeit im Körper. Sie rechtfertigen die indem sie sagen, „Ich habe ja eh einen Liter ‚Saft' getrunken". Dieser Gedanke ist ein Trugschluss.

Es wurde nachgewiesen, wenn man einen Liter „Saft" trinkt, scheidet man über den Harn und die Haut mehr Flüssigkeit aus, als man zu sich genommen hat. Denke nur an das klassische Kaffee-Beispiel. In jedem Kaffeehaus (zumindest in Österreich) bekommt man ein extra Glas Wasser dazu. Warum ist das so? Alles was man an Säften zu sich nimmt, ist mit „Zusätzen" angereichert um seinen typischen Geschmack erzielen. Diese Zusätze werden vom Körper als „Ballast" herausgefiltert und müssen extra entzogen werden. Dieses „Extra" muß wiederum mit **extra** Wasser ausgespült werden. Sonst bleibt der Ballast in uns und verdreckt und belastet unser Körperwasser noch mehr. Im Normalfall spült man ja mit sauberem Wasser den Dreck hinaus. Wie soll das funktionieren, wenn das Wasser vorher schon schmutzig in den Körper hereinkommt? Wer schon einmal den Boden mit Dreckwasser gewischt hat, der weiß sofort, was Sache ist. Über die Jahre zusammengerechnet summiert sich die „Schmutzbelastung“, und der Körper trocknet langsam aus. Ein trockener (dehydrierter) Körper lässt auch das Blut immer dickflüssiger werden, was lebensgefährlich wäre. Um dies zu verhindern zieht das Blut aus der Lymphflüssigkeit noch mehr Wasser ab und es entsteht ein Teufelskreis, der immer schlimmer wird.

Das bedeutet im Endeffekt, dass es in der zähflüssigen, mit Abfallstoffen verschmutzten Lymphflüssigkeit, zu fast keinem Stoffwechsel mehr kommt. Wie sollen in dieser Brühe denn Sauerstoff und die Nährstoffe zu den Zellen gelangen? Stattdessen bleiben die Schlacken und Abfallprodukte im Körper. So entstehen Krankheiten. Die dann erforderlichen Medikamente bleiben ebenfalls in der Brühe stecken und helfen kaum. Alles, was in dieser Brühe dann feststeckt, wird sauer und belastet uns immer mehr.

Denken wir an ein Aquarium. Da messen wir ständig die Wasserwerte und putzen sofort die Algen weg, die sich auf den Scheiben bilden. Wir versorgen die Fische mit dem besten Futter und hegen und pflegen alles, nur damit es gut aussieht und gesund bleibt.

Leider tun wir das bei unserem Körper oft nicht. Wir werden krank und merken nicht einmal, woher die Krankheit kommt. Der Körper macht noch etwas Zusätzliches, wenn er übersäuert ist. Er MUSS dieses saure Milieu irgendwie wieder ausgleichen, also neutralisieren. So beginnt er seine Basendepots zu plündern. Diese Basendepots kennst du sicher. Es sind alle Knochen, Zähne und Knorpel. Wird dort beständig geplündert, ergibt das sehr viele Krankheitsbilder, wie z. B. Osteoporose, Karies bei den Zähnen, und vieles mehr.

Wasser trinken heilt – Ohne Wasser geht gar nichts!

Am besten ist daher basisch aufbereitetes Wasser, z.B. über einen Wasserfilter. Wenn das nicht möglich ist, tut es das normale Leitungswasser auch. Wasser hilft uns, die überschüssigen Säuren in uns zu neutralisieren. Wichtig dabei ist nur, dass Wasser nicht aus alten Bleileitungen kommt. Pilze und Krebs beispielsweise können nur in einem sauren Milieu bestehen und wachsen. Es gibt eine Vielzahl an Krankheiten, die mit genügend Wasser zu beheben sind.

Doch Wasser ist nicht gleich Wasser! Mineralwasser mit und ohne Kohlensäure ist zum „Reinigen“ nicht geeignet. Mineralwasser enthält, wie der Name schon sagt, Mineralien. Unser Körper braucht aber ein mineralarmes Wasser. Warum? Das Wasser soll ja mit den eigenen Schadstoffen zur Ausschreidung beladen werden. Das ist ähnlich wie in einem U-Bahnzug, der bereits voll mit Fahrgästen besetzt ist und bei dem niemand mehr einsteigen kann. Ich kenne das in Wien nur allzu gut.

Ein Wort zu Pilzen im Körper

Weil wir gerade beim Wasser sind, muss ich gleich noch etwas loswerden. Wo Wasser ist, sind **Pilze** nicht weit. Und wo Pilze sind – im oder am Körper – da stimmt etwas nicht. Klar ist, dass wir auf der Haut etliche Pilze tragen, die im

Normalfall und bei einem gesunden Körper keinen Schaden anrichten. Wenn sich der Pilz aber einmal in uns (z.B. im Darm) oder auf der Haut aggressiv ausbreitet, haben wir mehr als nur ein Pilz-Problem. Ein Pilz ist immer ein Zeichen dafür, dass etwas „recycelt" werden muss. In diesem Fall sind wir das. Klingt lustig, ist es aber nicht. Feuchtigkeit, Wärme und ein saures Milieu sauer sind die Idealbedingungen für einen Pilz. Entzieht man diesen Nährboden, so verschwindet der Pilz von selbst.

Ein anschaulicher Vergleich ist ein Haus mit pilzbefallenen Wänden. Ein Pilzbekämpfungsmittel (Fungizid) bereinigt den Pilz an einer Stelle. Der Pilz ist aber nicht wirklich verschwunden. Er kommt oft an einer anderen Stelle wieder hervor. Das Einzige, das wirklich hilft, ist die Mauer trocken zu legen. Erst dann verschwindet der Pilz von alleine.

In oder auf unserem Körper ist das genauso. Entzieht man dem Pilz den Nährboden, verschwindet er von ganz alleine. Medikamente, egal ob chemisch oder natürlich pflanzlich, beseitigen zwar den Pilz von da, wo er jetzt ist. Er kommt genauso schnell, wie er an einer Stelle verschwunden ist, an einer anderen Stelle wieder. Das macht er so lange, bis das Milieu in uns gesund ist und der Pilz keine „Recycling–Aufgaben" mehr hat.

KAPITEL 9: DETOX - AUSSCHEIDUNG UND ENTGIFTUNG

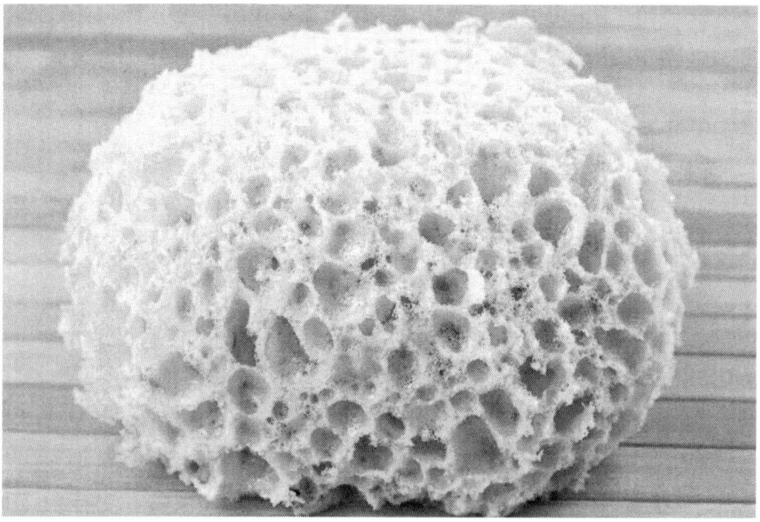

Jetzt wenden wir uns dem Thema Ausscheidung und Verwertung zu. Das ist auch enorm wichtig, weil alles, was wir in unserem Körper aufnehmen, auch wieder ausgeschieden werden muss. Der ganze Kreislauf muss stimmen, damit der Körper gesund bleiben oder werden kann.

Alles, was wir zu uns nehmen durchwandert unseren Körper. Sämtliche Nährstoffe werden üblicherweise bei den richtigen „Entladestellen" abgeladen. Ist dies geschehen, wird der angefallene „Dreck" in der Lymphflüssigkeit aufgenommen, abtransportiert und ausgeschieden. Zur Ausscheidung haben wir mehrere Möglichkeiten: Den Darm, die Lunge, die beiden Nieren und die Haut. Das sind unsere Abfallentsorger. **Ein sehr gutes Buch darüber hat der Heilpraktiker Gunther Wolfgang Schneider mit dem Titel, „*Biotop Mensch*" [20] geschrieben.**

Der Darm und unsere Gesundheit

Der Darm und seine Schleimhäute sowie die Darmflora haben hier eine besondere Bedeutung. Viele Menschen haben Darm- und Verdauungsprobleme. So ist es auch bei mir. Ich arbeite heute noch daran alles wieder in ein gutes Gleichgewicht zu bringen. Egal ob Durchfall oder Verstopfung, alles hat letztendlich denselben Ursprung: Unser Körper ist übersäuert.

Der Darm reagiert, wie jeder Mensch, individuell ganz anders auf verschiedene Geschehnisse. Der eine Darm hält zurück, während der andere alles so schnell es geht loswerden will. In unserem Darm leben zig Billionen gute Bakterien, viele mehr als wir Zellen im Körper haben. Ohne diese guten Bakterien könnten wir nicht leben. Verändert sich jetzt diese wohlwollende Darmflora, weil der Körper übersäuert ist, so werden auch die Darmschleimhaut und die Flora in Mitleidenschaft gezogen. Aus guten Bakterien werden aggressive Bakterien und aus harmlosen Pilzen werden aggressive Pilze.

Das heißt für uns, dass der Darm die zugeführte Nahrung nicht mehr vollständig verwerten kann und somit die wichtigen Nährstoffe nicht mehr in die Zellen gelangen. In diesem Fall hilft auch das beste und gesündeste Essen nichts mehr. Alles hängt zusammen. Die unverdauten Stoffe, die im Darm bis zur Ausscheidung verbleiben, machen den Körper sogar noch saurer, indem sie anfangen, zu gären und zu faulen. Irgendwann reicht es unserem Körper dann, und wir werden krank.

Es gibt einen ganz einfachen und sicheren Test, den jeder Zuhause machen kann. Benutze beim nächsten Stuhlgang wie gewöhnlich das Toilettenpapier. Wusstest du, dass bei einer harmonischen Darmflora ein Toilettenpapier gar nicht mehr notwendig wäre? Im Normalfall wäre der Kot in eine Art Schleimhaut eingebettet und es gäbe keine „Schleifspur“ im WC. Auch das Reinigen ihres Hinterteils wäre nicht notwendig. So ein „Würstel“ hinterlässt dann keine Spuren. Tut es das doch, so wissen wir, dass etwas nicht stimmt.

Ein **„kranker“ Darm** verkommt zur Kloake und macht uns krank! 80 % unseres Immunsystems wird im Darm geregelt. Es ist für mich verwunderlich, dass Menschen mit Darmbeschwerden und Krankheiten nicht darüber nachdenken, woher das kommen könnte. Schicksal, sagen die einen. Schlechte Gene, die anderen. Dabei ist es so einfach. Schauen wir uns doch nur einmal genauer an, was wir essen. Alles, was oben reinkommt, muss unten wieder raus. Fülle ich meinen Körper von oben mit Müll in Form von Fast Food, schädlichem Essen und gesüßten Säften, belastet das den Darm. Entzündungen und im schlimmsten Fall Krebs sind die Folge.

Zur Umstellung brauche ich Willen und ein Ziel

Gesunde Nahrung kann also viele Krankheiten verhindern. Als ich meine Nahrung umgestellt habe, war das für mich am Anfang auch nicht so leicht. Ändern sich die Gedanken und das Bewusstsein, dann ist es kein Problem mehr, wie bei mir. Sicher schmeckt mir so ein Big-Burger oder Schweinsbraten. Auch Cola war mein Lieblingsgetränk. Erst als ich die Fülle an Obst und Gemüse kennengelernt habe, konnte ich die alten Gewohnheiten schnell vergessen. Als leckeren Fleischersatz habe ich Sojagranulat kennengelernt, und das ist gut so. Selbst als ich es Gästen als Sauce zu Spaghetti serviert habe, hat niemand bemerkt, dass es sich um eine fleischlose Sauce gehandelt hat. Eines ist klar: Zuerst muss ich wollen und ein Ziel haben. Dann geht alles!

Die Haut als Ausscheidungsorgan

Ein anderes Ausscheidungsorgan ist die Haut. Die Haut und der Darm sind sehr enge Verwandte. Ist der Darm krank, ist es auch die Haut. Kann der Darm den angesammelten „Dreck" nicht mehr richtig entsorgen, so springt dafür die Haut ein. Wir dünsten aus, sozusagen. Je mehr wir ausdünsten und „stinken", desto mehr Giftstoffe werden gerade über die Haut ausgeschieden. Jedes Ekzem auf unserer Haut ein Zeichen, dass der Darm diese Gifte nicht mehr verarbeiten kann und sie somit über die Haut ausscheiden will. Egal welches Mittel du zur Behandlung von Ekzemen verwendest, es wird wiederkommen, solange bis wir unseren Darm saniert haben.

Die Haut hat aber noch eine viel wichtigere Funktion. Sie atmet und führt so den notwendigen Sauerstoff zur Lunge. Von dort aus gelangen die Sauerstoffmoleküle weiter zu den roten Blutkörperchen, die sie zu den Zellen transportieren. Ist die Haut mit Entschlacken überfordert, kann sie diese wichtige Aufgabe der Sauerstoffaufnahme nicht mehr richtig erfüllen. Damit eine Zelle aber überleben kann, braucht sie Sauerstoff. Sonst „erstickt" sie und wird zur Krebszelle. Nur eine Zelle die keinen Sauerstoff mehr bekommt, wird zur Krebszelle. Und dann haben wir ein richtig großes Problem.

Die Zusammenhänge unter die Lupe genommen

Wieder sehen wir, wie alles zusammenhängt. Jeder Stau dieser Kreisläufe führt zu Beeinträchtigungen unserer Gesundheit. Der Darm muss sowohl für die Aufnahme von Nährstoffen als auch für die Ausleitung von Schadstoffen gut funktionieren. Die Haut muss atmen können um Sauerstoff für die Zellen aufzunehmen. Jede Störung dieser grundlegenden Systeme behindern andere Systeme und Organe – wie den Weitertransport durch das Blut, den Stoffwechsel über die Lymphflüssigkeit, sowie die Ablagerungen von Giften oder den Entzug von wichtigen Mineralien in/aus unserem Bindegewebe und Knochen. Wenn in diesem Sumpf nichts mehr weitergeht, beginnen unsere Zellen langsam zu ersticken.

Wird nun unser Blut infolge von Dehydration (Austrocknung) und der Belastung durch Schlackensäure allmählich dickflüssiger, dann passt es nicht mehr durch die kleinen Haargefäße (Kapillaren). Die Folge sind die berüchtigten Durchblutungsstörungen. Bei diesem „Stau“ der Blutplättchen kommt es zu Ablagerungen in den Venen, was sich gegebenenfalls bald durch eine Venenentzündung oder, schlimmer noch, eine Thrombose äußert. Löst sich einmal so ein „Pfropfen“, kann es zu einem lebensgefährlichen Herzinfarkt, Schlaganfall oder Lungeninfarkt kommen.

Tja, ich persönlich brauche nichts mehr davon. Ich habe bereits meinen Rucksack zu tragen. Bei mir war das aber ebenfalls ein Thema. Da sich durch die Inaktivität meiner Beine und des rechten Armes Lymphflüssigkeit angestaut hatte, musste ich dieses Problem schnell in Angriff nehmen. Ich habe zwar immer noch leichte Probleme damit, aber nur noch an einem Bein und an der rechten Hand. Da ich jetzt weiß, was ich tun muss, ist diese Gefahr nicht mehr so akut.

Lymphflüssigkeitsstau, so wie ich ihn hatte, wird auf zwei verschiedene Weisen behandelt: Entweder durch „Lymphdrainagen“ von einem Therapeuten, oder durch Bewegung. Ich habe das mit viel Bewegung und Selbstmassagen sehr verbessert. Eine gute Lymphdrainage kann ich mir nicht leisten. Ich habe festgestellt, dass man kann vieles verbessern kann, auch wenn man nicht viel Geld hat. Lass dich deshalb niemals entmutigen oder zurückhalten. Werde erfinderisch. Man kommt oft mit wenig oder gar keinem Geld aus, wenn man nach Alternativlösungen sucht. Du kannst dir beispielsweise einen „Igelball“ kaufen. Damit kannst du dich hervorragend massieren und die Lymphtätigkeit in Schwung bringen.

Die Nieren und ihre Grenzen

Die Nieren sind die nächsten in der Ausscheidungs- und Entgiftungsrunde. Sie haben die Aufgabe als Filter zu fungieren. Sie filtern aus dem „Abwasser" im Körper die Mineralien und sonstigen Nährstoffe heraus. Der Rest wird als Müll vollgepackt und geht ab und raus aus dem Körper. Wie ich vorher schon erwähnt habe, trinke ich sehr viel Wasser, was hilft alles Überflüssiges auszuschwemmen. Ein Teil meines Selbst-Trainings war die Pinkelflasche, die immer neben dem Bett stand, aus meiner Nähe zu verbannen um mich so selbst zu zwingen aufstehen zu müssen. Auch das hat geholfen meinen Körper zu stärken. Ich sagte ja schon, alles kann zum Training werden! Gib dich niemals auf. Es steckt mehr in dir als du denkst. Du weißt es vielleicht nur noch nicht!

Schlacken und Säuren, die der überlastete Darm nicht mehr ausscheiden kann, leitet er auch an die Nieren weiter. Die bekommen so noch mehr Aufgaben aufgebürdet als sie schon haben. Wer also viel trinkt, unterstützt die Nieren beim Ausleiten.

Die Nieren waschen unser Blut. Sie sind da sehr fleißig und schaffen so zwischen 150 und 200 Liter am Tag. Nicht mehr. Dieses Waschen schwemmt die Schlacken aus und befördert sie mit dem getrunkenen Wasser als Urin hinaus aus dem Körper. Vereinfacht erklärt vertragen unsere Nieren auf Dauer unser ständig saures Blut und „Wasser“ nicht. Dadurch werden sie verschlackt und zugemüllt. Wenn die Nieren jahrelang und dauerhaft überfordert werden, entwickeln sie sich als Schwachstelle, was nicht selten zur Dialyse oder gar zur Nierentransplantation führt. Bitte nicht falsch verstehen. Meine „Erklärungen“ sind sehr vereinfacht dargestellt, so dass sie allgemein verständlicher sind. Natürlich laufen die Prozesse im Körper in Wahrheit viel komplizierter ab.

Weitreichender als die Lunge

Unsere Lunge ist ein weiterer wichtiger Verbündeter um Giftstoffe schnell auszuscheiden. Wie jeder weiß, nehmen wir beim Einatmen Sauerstoff aus der Luft auf und atmen Kohlenstoffdioxid, auch CO_2 genannt, wieder aus. Angenommen wir könnten das überschüssige CO_2 nicht mehr ausatmen, so würden wir in kurzer Zeit sterben. Wir würden einfach ersticken, weil das angestaute CO_2 im Körper eine neue Sauerstoffaufnahme bald verhindern würde. Wir atmen also alles aus, was die Lunge zu Gas machen kann und was für uns schädlich wäre.

Rauchen ist für die Lunge das Schädlichste überhaupt. Ein Raucher muss nicht nur die Umweltgifte „verarbeiten“ und entsorgen, sondern den hochgiftigen Zigarettenrauch noch dazu. Ich hatte auch einmal dieses Laster, aber ich habe schnell erkannt, dass Rauchen nichts für mich ist. Es schadet in jeder Hinsicht und oben drauf bezahlt man auch noch dafür. Das ist allgemein bekannt.

Auch bekannt sind die psychischen und suchtmachenden Auswirkungen vom Rauchen, da das Nikotin die Eigenschaft besitzt die Blut-Hirnschranke in Sekundenschnelle zu überwinden.

Weniger bekannt ist, dass der Zigarettenrauch nicht nur in der Lunge bleibt. Seine schädigenden Auswirkungen reichen viel weiter. Er diffundiert sogar durch das Gewebe ins Lymphwasser und weiter zu den Zellen. Dort haften sich die Nikotinmoleküle u.a. an die Zellrezeptoren, die für die Aufnahme von Nährstoffen verantwortlich sind. Wenn die Zelle dann keine Nährstoffe mehr aufnehmen kann, weil alle Rezeptoren „belegt" sind, verhungert sie im wahrsten Sinne des Wortes vor „der vollen Schüssel". Die Folgen vom Rauchen betreffen somit den ganzen Körper, nicht nur die Lungen oder das Gehirn.

Das Ernährungs- und Detox-Fazit

Das waren die wichtigsten Grundsätze über die Entgiftung und Ausscheidung, die ich im Rahmen meiner Krankheit, bzw. meiner Gesundung sowohl theoretisch als aus in der praktischen Umsetzung gelernt habe. Ich kann nur sagen, dass ein langer Weg des Testens und Ausprobierens hinter mir liegt. Manches hat geholfen, anderes wieder nicht. Ich war zwar vorsichtig und habe schon ein gutes Maß an Menschenverstand angewandt, aber letztendlich hatte ich ja nicht viel zum Verlieren.

Ich erwähnte zuvor wie wichtig die Ernährung für die Gesundheit und Gesundung ist. Selbst eine gute Ernährung kann zu kurz kommen, wenn die Ausscheidungsorgane und -systeme so ramponiert sind, dass sie die Nahrungsaufnahme der guten Nährstoffe nur sehr eingeschränkt oder überhaupt nicht möglich machen.

Das, was ich heute mache und anwende, habe ich mir hart erarbeitet. Es ist keine blanke Theorie. Es kommt aus meiner eigenen Erfahrungspraxis. Ich bin darin noch nicht vollkommen, aber sogar meine unvollkommenen Bemühungen und Veränderungen haben schon so viele große Erfolge bewirkt, dass ich dafür nur dankbar sein kann. Deshalb gebe ich diese Grundsätze als lebendiges Praxisbeispiel als Anregung an dich weiter. Setzte dich selber mit diesen Grundsätzen auseinander. Informier dich gut und handele dann eigenverantwortlich. Bei mir ging es um mein Leben. Bei dir geht es um deines.

Die Ernährung und die Entgiftung sind ganz wichtige Bestandteile um unsere Gesundheit zu erhalten. Weitere Informationen findest Du über die **Bonus Ressourcen** Seite ganz unten. Doch jetzt geht es zum nächsten, nicht minder wichtigen Teil: Unseren Gedanken.

KAPITEL 10: UNSERE GEDANKEN

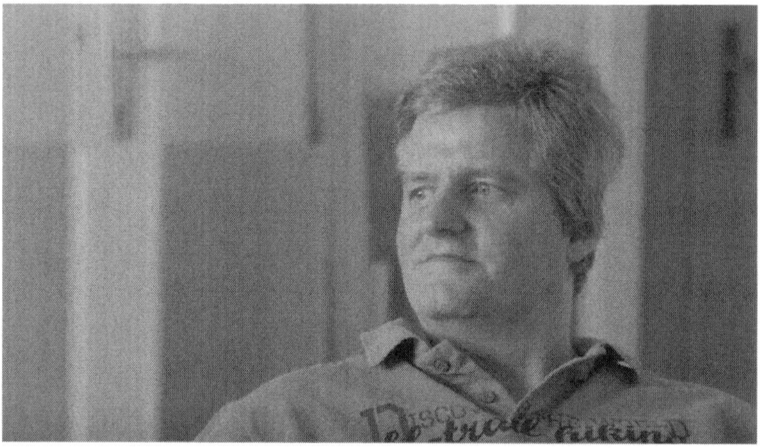

Foto: tykefilms, Jochen Russmann, „*Das Erwachen*"

Gedanken sind lebensbestimmend!

Alles, was wir denken, bestimmt unser Leben!

Ich habe mich jahrelang mit der Thematik unserer Gedanken beschäftigt, habe viele gute Bücher gelesen, habe mit Menschen gesprochen und ihr Verhalten beobachtet. Ich kann nur jedem, der mehr über sich selbst erfahren möchte, **die Bücher von Alice Miller** [21] empfehlen. Jeder wird großartige „Aha-Erlebnisse" haben und eine Menge über sich, sein Verhalten und seine Art zu leben erfahren. Ich habe alle Bücher von Alice Miller gelesen. Sie haben mein Leben mit verändert.

Bei allen Menschen ist eines gleich: **Unsere Gedanken bestimmen unser Leben!** Ich muss gleich vorwegsagen, dass ich weder Psychologe bin und noch über irgendeine formelle Ausbildung in dieser Richtung verfüge. Ich habe nur einen wachen und klaren Verstand.

Können wir uns verändern?

Ich habe einmal als Schädlingsbekämpfer (Kammerjäger) gearbeitet. Man lernt Menschen und ihr Inneres relativ gut kennen, besonders, wenn man in der Rolle des Retters gegen Schädlinge auftritt. Wenn Menschen Angst haben, zeigen sie ihr wahres Ich. Man darf das nicht falsch verstehen. Ich möchte hier keine Analysen oder sonstigen Thesen erstellen. Alles, was ich erzähle, kommt aus eigener Erfahrung, Beobachtung und die daraus entstandenen echten Gefühle. Bei diesem Job lernte ich verschiedene Charaktere kennen – kalkulierende, mutige, hysterische, ängstliche, draufgängerische, verrückte, vorsichtige, usw. Sie handelten und dachten genauso, wie ihre Einstellung gegenüber dem Leben war und lebten dementsprechend. Solche Charakterzüge mitsamt ihren Gedanken sind nur sehr schwer zu verbergen oder zu verändern.

Jetzt könnte ich natürlich sagen, „Ich bin halt so, wie ich bin“, „Ich war immer schon so“ oder „Ich wurde so geboren und kann mich nicht ändern.“ Auch wenn ich meine Schädlingsbekämpfungskunden durchschauen konnte, könnte man annehmen, dass wir Menschen so sind, wie sie sind und uns nicht ändern können.

Das stimmt jedoch nicht. Jeder von uns wurde so gemacht!

Wie unsere Umwelt unser Denken und Verhalten prägt

Du frägst nun, wie wir so gemacht wurden? Durch Erziehung und unsere Umwelt. Jeder Mensch kommt mit denselben Voraussetzungen auf die Welt, frei von allen Vorurteilen oder Bewertungen durch die Umwelt. Unsere Eltern sind die ersten auf der Welt, die uns „erziehen“ und uns IHRE Sicht der Dinge mitgeben. Dazu kommen noch jede Menge Verwandte, Freunde, Lehrer, Chefs, usw. Diese Fülle an Informationen formen uns zu dem, was wir heute sind. Wenn keine wirklich einschneidenden Ereignisse in unserem Leben vorkommen, bleiben wir meistens auch so. Ich möchte hier keine Wertung zu den verschiedenen Charakteren abgeben. Jeder ist auf seine Weise gut wie er ist.

Oft sind es gerade diese „einschneidenden Ereignisse“, die uns einen wirklichen, tieferen Einblick in uns selbst verschaffen, d.h., in unser wahres Ich. Manchmal sind diese Einblicke so eindrucksvoll, dass sie unser Leben gravierend verändern und uns eine neue Richtung vorgeben. Diese „einschneidenden Ereignisse“ können zum Beispiel schwere oder lebensbedrohliche Krankheiten, Verluste von geliebten Menschen, Unfälle, usw. sein. Ohne solche Ereignisse ändert niemand etwas Drastisches in seinem Leben. Wer stellt denn schon sein Auto zum Reparieren in die Werkstatt, wenn nichts kaputt ist?

Der Charakter und unser Verhalten werden zunächst vorwiegend von unserer Umwelt gebildet. Daraus entstehen unsere Gedanken und infolgedessen unser Handeln. Unterm Strich trifft jeder selbst die Entscheidung zum Handeln, bzw. etwas zu tun oder zu lassen, wie beispielsweise ehrlich zu sein oder nicht. Die Summe unserer Handlungen in Kombination mit unseren Absichten ergeben letztendlich unseren wirklichen Charakter.

Ich spreche nachgehend von den angelernten Verhaltens- und Denkweisen, wie wir unser Leben gelernt haben zu führen. Wenn wir also gelernt haben uns diverse Süchte wie Rauchen, Alkohol- oder Drogenkonsum anzueignen, oder Fast Food und anderes ungesundes Essen und Trinken als normal zu betrachten, dann steuern wir auf eine körperliche Katastrophe zu.

Verstärkt werden diese Gewohnheiten oft durch Ausreden, wie zum Beispiel, dass wir keine Zeit für „gesundes" Essen haben, weil es ja schnell gehen muss. Dauerhafter, übermäßiger Stress wird besonders in der jetzigen Zeit als etwas ganz Normales angesehen. Zur Entspannung kurz noch eine Zigarette und einen Kaffee. Ach ja, zum Schlafen haben wir auch keine Zeit; da könnte ja irgendetwas aufregendes geschehen was wir ja nicht versäumen wollen. Zur Sicherheit legen wir uns noch das Handy neben das Bett, damit wir rund um die Uhr „bereit" sind, für den Fall, dass wir doch einschlafen sollten.

Trotzdem ändert sich nichts an der Tatsache, dass uns eine solche abträgliche Lebensart krankmacht. Wenn die Krankheit zugeschlagen hat, ist es für uns die reine Katastrophe schlechthin. Fragt sich nur, wie groß sie dann ist? Herzinfarkt, Schlaganfall, Krebs oder etwas Anderes, wie eine Allergie, Rheuma, Gicht, eine Autoimmunerkrankung, usw. Suche dir etwas aus. Was willst Du haben? Jede dieser Krankheiten schränkt dein Leben dramatisch ein. Nein, sie schränkt es nicht nur ein, sie verändert dein Leben von Grund auf.

Wie du dein Denken und Verhalten ändern kannst

Sollte jetzt jemand den Schuss vor den Bug noch nicht erkannt haben, so wird sein Körper immer weitermachen, bis dieser nachgibt. Jeder Körper wird früher oder später nachgeben, wenn der Leidensdruck groß genug geworden ist. Selbst wenn man zu den wenigen gehören würde, die unbelehrbar sind, so ist das auch in Ordnung. Dann wird die Lebensweise einfach seinen Körper zwingen zu sterben.

Für alle anderen, die jetzt aufnahmebereit geworden sind, und für alle diejenigen, die es erst gar nicht so weit kommen lassen wollen, habe ich dieses Buch geschrieben. Ich habe eine schlimme Krankheit. Multiple Sklerose ist sicher eine Krankheit, die keiner will. Ich spreche aus leidvoller Erfahrung, wenn ich sage:

„Ändern wir es, bevor es uns zwangsändert!“

Jeder von uns, auch du, muss sich die Frage stellen, ob man seine alten „Muster“ loswerden will oder nicht. Möchten wir uns weiterentwickeln und alte Gewohnheiten und Verhaltensmuster loswerden? Durch ein aufrichtiges in sich hineinhören können wir erfahren wir, ob wir unsere Lebensweise wirklich selbst wollen, oder ob sie ein anerzogenes oder „eingepflanztes“ Muster ist.

In unserem Unterbewusstsein schlummern Verhaltensweisen und Glaubenssätze, die uns oft gar nicht bewusst sind. Wenn wir sie aus dem Unterbewusstsein hervorholen, stören und behindern sie uns sogar oft mehr als sie uns nutzen. Manchmal wissen wir etwas, ändern aber nichts, weil wir es zwar verstanden haben, aber durch irgendwelche unbewussten Glaubenssätze zurückgehalten werden. Jeder weiß, dass Rauchen schädlich für die Gesundheit ist. Trotzdem rauchen viele Menschen unbeirrt weiter. Es wird Zeit diese Gedanken und falsche Handlungen und Muster loszuwerden. Sie behindern uns nur.

Wenn wir bewusst wachsen und uns verändern wollen, ist jede Art von Automation schlecht und hinderlich. Unsere Weiterentwicklung muss bewusst stattfinden, damit wir bewusst die Verantwortung für uns selbst übernehmen können. Wenn wir die Verantwortung für uns selbst übernehmen, gehen wir eine Verpflichtung ein, die Mut erfordert. Ja, wir benötigen eine große Portion Mut um die Wahrheit zu leben, um sich selbst einmal an erste Stelle zu setzen. Uns wurde ja genau das Gegenteil beigebracht: Zuerst kommen immer die anderen, erst dann kommt man selbst.

Haben wir daran auch Freude? Sind wir glücklich dabei, immer hintenanzustehen? Ich rede nicht von Egoisten, sondern von Menschen, die verlernt haben auch einmal auf sich selbst zu schauen anstatt sich von den üblichen Verhaltensmustern fremdsteuern zu lassen. Ich rede von gesundem Egoismus, von Freude und Liebe für sich selbst. Uns wurde immer beigebracht uns selbst zu opfern, bevor wir uns um uns selbst kümmern dürfen, immer zugunsten anderer – unserer Familie, der Ehefrau, den Kindern, der Eltern, etc.

Über die Jahre entfernen die alten Denkmuster uns immer weiter von unserem wirklichen Ich. Wir werden immer unglücklicher und verbitterter, müde oder grantig. Diese innere Leere versuchen wir dann mit Konsumgütern aufzufüllen, die wir nicht brauchen. Wir essen übermäßig oder lenken uns anderweitig ab, damit wir den Schmerz in uns nicht fühlen müssen.

Wir müssen wieder die Verantwortung für uns selbst übernehmen und Mut dazu haben diese neue Wahrheit zu leben. Wenn wir wieder bei uns selbst sind und uns fühlen können, wenn die Verbitterung und Trauer von uns gewichen ist, erst dann erleben wir wieder eine Zeit der Wertschätzung und Freude uns selbst gegenüber. Wir können als glücklicher Mensch viel mehr für unser Umfeld leisten als mit dieser inneren Leere in uns.

Ich sage, es ist Zeit für eine Veränderung, denn alles, was wir denken wird in Energie umgewandelt. Sind wir ständig leer, verbittert und müde? Dann haben es Krankheiten besonders leicht. Bedenke, dass unsere Worte, Gedanken und Gefühle unsere Realität formen. Dazu gibt es eine kleine Weisheit, einen Spruch, den ich einmal gelesen habe:

**„Es gibt Menschen, die der Meinung sind,
gewisse Probleme und Konflikte ließen sich nicht lösen.**

Diese Menschen haben aus zweierlei Gründen recht:

**Erstens, weil die Welt das ist,
was jeder Mensch von ihr denkt.**

**Und zweitens, weil viele Probleme
mit dem herkömmlichen Denken
tatsächlich nicht lösbar sind.“**

KAPITEL 11: DER TOD UND DAS EWIGE LEBEN

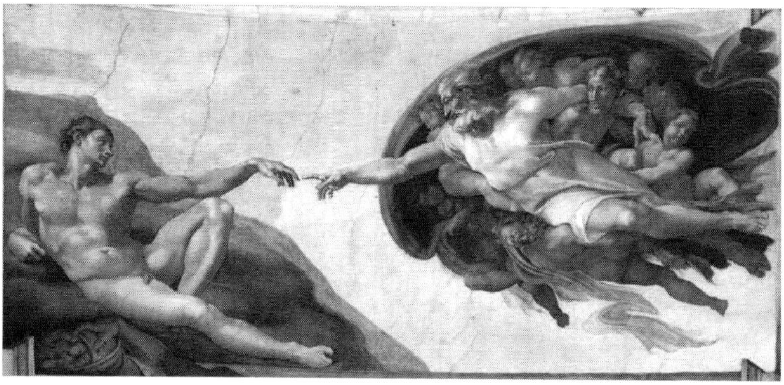

Der Weg, der mich wieder aus der Dunkelheit hinausgeführt und befreit hat, war die Auseinandersetzung mit dem Tod. Ich weiß, dass gerade dieses Thema für viele ein Tabu ist. Trotzdem möchte und muss ich es ansprechen.

Angst vor dem Sterben und Gesundwerden

Viele Menschen haben Angst vor dem Sterben und blockieren dadurch jede Art von Lebensenergie. Diese Angst ist sowohl im Bewusstsein als auch im Unterbewusstsein tief verankert. Es ist so wichtig, sich von dieser Angst zu befreien, da wir nur dann offen sind für das Leben. Diese Angst verhindert auch das Loslassen von Altem und verhindert somit das Neue. Wenn es um die Heilung geht, ist es genauso. Wir haben oft tatsächlich Angst vor einer Veränderung unserer Krankheit. Wir halten fest am Alten, denn es könnte ja gefährlich werden.

Wir könnten ja bei dem Versuch etwas zu ändern sterben. „Der Herr Doktor hat gesagt…", und wir befolgen brav alles, wie wir es von klein auf gelernt haben. Wir haben von klein auf die Selbstverantwortung verlernt, bzw. ist sie uns abgewöhnt worden. Die wenigsten wollen oder können die Verantwortung für ihr Leben übernehmen, weil diese lähmende Angst immer im Hintergrund vorhanden ist. Wir können wieder lernen die Verantwortung zu übernehmen und uns von dieser Angst zu befreien. Das bewusste Auseinandersetzen mit uns selbst, mit dem Tod und unseren Ängsten befreit uns, und die Lebensenergie kann wieder ungehindert fließen.

Wenn wir uns unserer Angst stellen, wird uns bewusst, dass wir verletzbar sind, ja sogar sterben können. Doch diese Gedanken ängstigen uns dann nicht mehr.

Wir können uns nur selbst heilen, wenn wir unsere eigenen Grenzen überschreiten, wenn wir keine blockierende lähmende Angst vor dem Tod haben.

Unsere Geburt kam mit einem Ablaufdatum

Als Junge und Gesunde wollen wir vom Tod nichts wissen. Als Alte und Kranke ist es ebenso. Die meisten von uns wollen nichts davon wissen, obwohl uns schon bei der

Geburt ein Ablaufdatum mitgegeben wurde. Egal wie – ob durch Unfall, Krankheit, Freitod oder weil unsere biologische Uhr abgelaufen ist – wir alle werden diesen Weg gehen. Ja, wir alle gehen diesen speziellen Weg ganz alleine. Ich meine damit nicht, dass wir vielleicht nicht umgeben sind von Angehörigen oder eines Sterbebegleiters.

Wenn wir leben, haben wir von Natur aus einen Überlebenswillen, der uns von der Evolution mitgegeben wurde. Mit den fortschreitenden Lebensjahren kann sich dieser Überlebenswille durch Krankheit oder seelische Schmerzen verändern. Aber dieser Wille kann noch etwas Anderes. Er kann uns außerordentliche Kräfte verleihen, die wir NUR in bestimmten Lebenssituationen erfahren können.

In meinem Fall wollte ich mit meiner Krankheitssituation nicht mehr leben. Trotzdem war der Überlebenswille da. Ich fragte mich: *„**War´s das? Du bist nun 46 Jahre, und das soll‘s gewesen sein?**“*

Ich redete viel mit mir selbst und stellte mir das „Drüben“ vor. Gibt es überhaupt ein „Drüben“? Was ich nicht mag, sind irgendwelche unbegreifbaren religiösen Vermutungen. Es gibt jede Menge Vermutungen in diese Richtung, aber ich kann damit nichts anfangen. Ich bin da wie viele andere Menschen zu sehr Realist. Trotzdem kann ich nicht leugnen was ich nicht verstehe. Nichtsdestotrotz glaube ich an das „ewige Leben“ und kann es sogar beweisen.

Wir bestehen aus recyclebaren Atomen

Womit ich aber etwas anfangen kann ist die Tatsache, dass wir alle aus unzähligen Atomen bestehen, die schon Milliarden von Jahren alt sind. Wir alle sind und wurden aus Sternenstaub gemacht. Jedes Atom in uns wurde in einem Stern geschmiedet. Erst durch den „Sternentod“ und seine Explosion am Ende seines Lebens gab er diese Atome zur weiteren Verwendung frei.

Alles, was ich hier erzähle, ist wissenschaftlich belegt! Auch unsere Sonne besteht aus einer Supernova. Das sind genau die Atome, aus denen auch wir entstanden sind. Jeder Planet in unserem gesamten Sonnensystem wurde aus diesen Atomen zusammengesetzt. Ja, sogar alle Sonnen und deren Planeten in einem Umkreis von mindestens 20 Lichtjahren entstanden durch dieses „Sterben“. Es muss dann klar sein, dass diese Supernova wiederum aus einem anderen „sterbenden“ massenreichen Stern entstanden ist.

Was ich damit sagen möchte ist, dass es in Wirklichkeit kein Sterben geben kann, da unsere Atome immer wieder neu recycelt und für neues „Leben“ gebraucht werden.

Tatsache ist, dass unser Körper ein Ablaufdatum hat. Das bedeutet keinesfalls das Ende, sondern ein neuer Anfang. Es ist ein ewiger Kreislauf in der Natur. Körperlich können wir also nicht sterben, weil die Atome, aus denen wir bestehen, nicht zerstört werden können, egal, ob verbrannt oder begraben. Atome können nur durch Fusion verändert werden, aber nicht zerstört.

Bewusstseins-Energie

Jetzt stellt sich die Frage was mit unserem Geist, Wissen und Bewusstsein passiert? Albert Einstein sagte einmal, dass Energie weder verschwinden noch zerstört werden kann. Energie ist Materie. Die Wissenschaft ist sich da einig, dass Energie, die uns antreibt, nicht verschwindet. [22]

Wenn unsere Bewusstseins-Energie also nicht verschwindet, wo geht sie dann hin? Ich möchte es einmal plastisch darstellen. Wenn man eine brennende Kerze ausbläst, ist zwar die Flamme erlöschen und weg, aber ihre Energie besteht noch im Raum in Form von Wärme. Diese Wärme ist nicht mehr auf den Punkt des Kerzendochtes konzentriert, sondern hat sich im Raum als Restwärme verteilt. Ist der Raum groß, so bemerken wir diese Wärme nicht mehr. Messen lässt sich diese Reststrahlung aber immer.

Unser Bewusstsein verschwindet eben auch nicht. Es verteilt sich nur um uns herum. Die Erde ist voll von dieser Energie. Jedes Lebewesen ist davon umgeben.

Es ist seit jeher ein großes Rätsel der Wissenschaft, was genau etwas zum Leben erweckt. Wenn ein Mann und eine Frau sich vereinigen, entsteht Leben von ganz alleine. Diese Energie springt einfach über, vereint sich, und das Leben beginnt. Der Wissenschaft ist es bis heute nicht gelungen etwas künstlich zum Leben zu erwecken. Die Natur schafft das hingegen ständig und milliardenfach, jeden Tag.

Was kommt nach dem Tod?

Wir kommen immer wieder und mit einer „neuen“ alten Energie auf die Welt. Es gibt dazu einige sehr interessante Geschichten. Ob man nun daran glaubt oder nicht sei dahingestellt. Es kommen immer wieder Kinder zur Welt, die ganz klare Erinnerungen an ein Vorleben haben. Sie wissen Einzelheiten über Menschen, ihre Namen, ihre Wohnorte sowie ihr „Leben“, welches sie früher hatten. Es sind meist kleine Kinder, die durch diese Erinnerungen verstört sind. Sie waren nie in ihrem jetzigen Leben an diesen früheren Orten. Sie haben nur diese Erinnerungen, die durch Nachforschungen belegt werden konnten. Wie diese Geschichten belegt werden konnten konnte noch keiner erklären. Diese Kinder gehören unterschiedlichen Religionen an und leben in verschiedenen Ländern. Es gibt sie praktisch überall auf der Welt. Wie gesagt, man kann es glauben oder nicht. Zumindest wird durch solche Berichte ein Fenster noch unerforschter Möglichkeiten eröffnet. Wir sind ja weit davon entfernt alles zu Wissen.

Ich finde es sehr spannend, was wohl nach dem „Tod“ genau auf uns wartet. Ich weiß es nicht, wie jeder andere auch. Was ich aber weiß ist, dass es genauso, wie es sein wird, gut ist.

In der Regel wissen wir nicht woher wir kommen und wohin wir gehen. Stellen wir uns einmal vor, wir wüssten wer wir vorher waren, oder woher wir kämen. Genau das würde mir Angst machen. Alleine zu wissen, dass wir im Prinzip schon ewig recycelt wurden, reicht mir schon. Das uns bekannte Weltall besteht vermutlich schon seit 13,76 Milliarden Jahren. Seit dieser uns bekannten Zeit hat sich alles nur um eines gedreht: Das Recyceln – Aus dem „Alten“ etwas „Neues“ machen.

Wenn wir immer wüssten, was „vorher“ war, wäre das schnell sehr langweilig. Wir würden darunter leiden im neuen Leben vielleicht schlechtere Chancen zu haben als zuvor und würden ständig frustriert sein und gegebenenfalls Selbstmord begehen, damit wir vielleicht beim nächsten Leben bessere Karten bekommen. Das ist ähnlich wie bei einem Videospiel, bei dem man unendlich viele Leben erhält, nur um weiter zu kommen. Wenn es in dem Spiel gerade nicht so gut läuft, lassen wir das „Maxerl“ am Bildschirm in der Hoffnung sterben, dass wir das nächste Mal eine bessere Chance hätten. Wie langweilig wäre das denn! Es würde keine Herausforderung mehr geben. Wir würden ständig dasselbe erleben.

Wenn wir jetzt noch Spekulationen zulassen würden und alle esoterischen und religiösen Aspekte dazu geben, wäre es unerträglich. Wer sagt außerdem, dass wir immer als Menschen inkarnieren und nicht als Wurm oder Stein? Ich sage, bleiben wir mit Freude unwissend, denn dann empfinden wir jedes Dasein nur im Jetzt und als spannende Herausforderung.

Vor dem „Tod“ brauchen und sollten wir uns nicht fürchten. Wer sich ständig davor ängstigt, hat keine Zeit mehr zum Leben.

Jetzt im Jetzt leben

Wir leben im Hier und Jetzt und sollten uns vor dem in der Zukunft liegendem Tod nicht fürchten. Wir sollten stattdessen viel bewusster leben, jeden Tag und in jeder Stunde das Beste daraus machen. Genießen wir unser Leben, unsere Familie, unsere Freunde, unsere gemeinsamen Abenteuer, bis wir zum nächsten Abenteuer gerufen werden.

Wann haben wir das letzte Mal unsere Kinder oder Partner umarmt, geküsst oder ihnen gesagt, dass wir sie lieben? Wann haben wir zuletzt mit Freunden gelacht und Spaß gehabt? Wann sind wir in uns gegangen und haben uns gelobt und geliebt, für das, was wir sind? Es ist sehr wichtig, dass wir uns selbst so annehmen und lieben, wie wir sind. Es gibt jetzt nichts Anderes als uns jetzt.

Der erste Schritt zur Heilung ist, dass wir mit uns selbst zufrieden sind und uns lieben können, so, wie wir jetzt sind. Wir alle haben Stärken und Schwächen. Wenn wir es schaffen Frieden mit uns selbst zu schließen und unsere Schwächen anzunehmen, können wir sie in Stärken umwandeln.

KAPITEL 12: DIE DVD, DIE MEIN LEBEN VERÄNDERTE

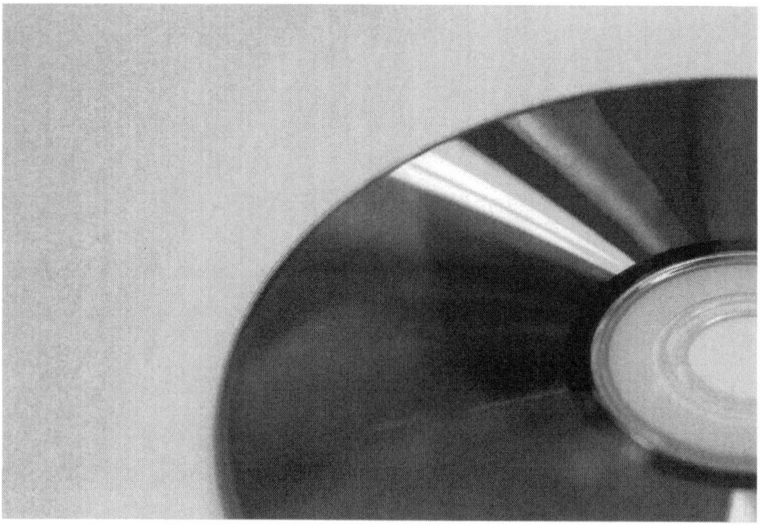

Am 20. März 2014 habe ich eine DVD von Helmuth Matzner gesehen [14], die mein Leben noch mehr in die richtige Richtung verändert hat. Meine gute Freundin Christine machte mich auf die DVS aufmerksam. Sie rief an und sagte: „Ich habe da eine DVD gesehen, die musst du dir auch anschauen!“ Ich habe also die DVD bestellt und sie mir zusammen mit meiner Lebensgefährtin Petra angeschaut. Ich war begeistert und erkannte in dessen Vorschlägen eine Chance mein Gewicht zu reduzieren. Ich wollte ja viel mehr

abnehmen. Wenn ich durch die Tipps dazu noch etwas gesünder werden würde, wäre mir das sehr willkommen.

Ich wog ja immer noch 108 kg! In dieser DVD ging es um die richtige Ernährung und wie man dadurch auch wieder gesundwerden kann. An das Gesundwerden glaubte ich noch nicht so ganz, aber vom Abnehmen war ich von Anfang an begeistert.

Als Petra und ich die DVD fertig gesehen hatten, sagte ich zu ihr: „Los, geh zum Kühlschrank und schmeiß das unnütze Zeug sofort weg!" Was tut also meine brave Frau? Sie hat mich groß angeschaut und gesagt: „Das mache ich nicht! Spinnst du? Das Zeug hat viel Geld gekostet. Das schmeiße ich sicher nicht weg!" Das war ein Argument, das ich als braver Mann sofort akzeptiert habe. Nach kurzem Überlegen erwiderte ich: „Gut, dann stopfe ich das Zeug alles in mich hinein bis es weg ist und wir kaufen nur noch das gesunde Essen". Gesagt. Getan. Ich habe wirklich alles in kürzester Zeit aufgegessen, und wir haben von da an nur noch gesunde Lebensmittel eingekauft. Bananen, Äpfel, Salat, anderen Salat und, und, und… Ich hatte keine Ahnung, was wir da alles kauften oder bestellten!

Petra war meine Rettung, wie immer. Sie kaufte Sachen, deren Namen ich zwar schon irgendwann einmal gehört, aber noch nie gegessen hatte. Avocados, Mangos, Papaya, Kresse, Sojagranulat und vieles mehr. Alle Sachen, die sie mir zwar schon öfter vorgeschlagen hatte, von denen ich aber nie etwas wissen wollte. Vorher war's ja nur das „Zeug", von dem sie immer geredet hatte. Jetzt sagte sie immer wieder: „Ich hab's dir ja immer gesagt". Ich erwiderte: „Ja, du hast ja recht gehabt. Aber Bananen sind auch gesund". Ich musste doch wenigstens ein bisschen mein Gesicht wahren.

Mein Sturkopf brauchte mal wieder eine Abreibung. Doch jetzt wurde alles anders. Ich suchte im Internet nach der Telefonnummer vom diesem Helmuth Matzner und rief ihn sofort an. Ich wollte ein Treffen arrangieren und mehr über richtige und gesunde Ernährung lernen, um, wenn es möglich wäre, noch etwas gesünder werden.

Das erste Treffen

Wir haben also ein Treffen mit Helmuth Matzner bei einem seiner Vorträge ausgemacht. In ein paar Tagen war es dann soweit. Ich fuhr mit Petra hin. Sie half mir die kurze Strecke von ca. 30 vom Auto zum Gebäude zu gehen. Zu dieser Zeit brauchte ich noch einen Arm zum Festhalten und einen Stock zum Gehen. Ehrlich gesagt weigerte ich mich innerlich dort im Rollstuhl aufzutauchen. Also schleppte ich mich zu dieser Eingangstüre des Saales. Herr Matzner erkannte mich sofort.

Er wusste, dass ich der Mann war, der nur mit größter Anstrengung gehen kann. Er begrüßte mich sogar mit Namen. Und so begann alles.

Ich lernte Vieles von ihm über Gesundheit. Er gab mir zahlreiche Bücher zum Lesen. Das war noch einmal ein Schub in die richtige Richtung. Unter den zahlreichen Büchern, die er mir empfohlen hat, war auch das zuvor erwähnte „Vitamin D3" Buch [16] dabei. Er betonte, dass ich dieses Buch ganz besonders gut durchlesen sollte, denn es könne mir sehr helfen. Ich las das Buch und dachte mir: „Das versuchst du mal".

Die ersten Tropfen – Vitamin D3

Es dauerte noch eine geraume Zeit, bis ich mir diese Vitamin-D3-Tropfen besorgte. Zu dieser Zeit hatte ich auch etliche andere Bücher zum Lesen. Da erschienen mir die Tropfen noch nicht so unmittelbar wichtig. Ein paar Wochen später besorgte ich mir dann die Tropfen und begann mein „gefährliches" Experiment mit hochdosiertem Vitamin D3. Der Autor, Jeff T. Bowles, bezeichnete seinen eigenen Selbstversuch mit Vitamin D3 als „gefährlich" (auch in Anführungszeichen).

Die Vitamin-D3-Tropfen begannen also ihr Werk und regten meine Selbstheilungskräfte so an, dass ich in wenigen Tagen fast schmerzfrei war. Ich konnte es kaum glauben. Ich hatte tatsächlich fast keine Schmerzen mehr beim Gehen, Liegen, Sitzen und Bewegen der Arme und Beine. Diese Schmerzfreiheit überzeugte mich total von der hochdosierten Vitamin-D3-Kur, die ich damals ausprobierte.

Über meine Tagebucheinträge

Dazu möchte ich im nächsten Kapitel einige meiner Tagebucheinträge zitieren. Sie erzählen meine Geschichte viel spannender und prägnanter als ich sie zusammenfassen könnte. Ich habe nur die relevanten Teile aus meinem Tagebuch herausgenommen und jeweils kommentiert.

Ich habe außerdem ganz unten eine **Bonus Ressourcen** Seite mit einem Link zu einer exklusiven Webseite für Leser eingerichtet. Dort kannst Du mehr über meinen Werdegang sowie die Ressourcen und Hilfsmittel erfahren, die mir so geholfen haben. Ich zeige dort auch diverse Situationen auf Video, die ich in den Tagebucheinträgen beschreibe.

KAPITEL 13: AUSZÜGE AUS MEINEM TAGEBUCH

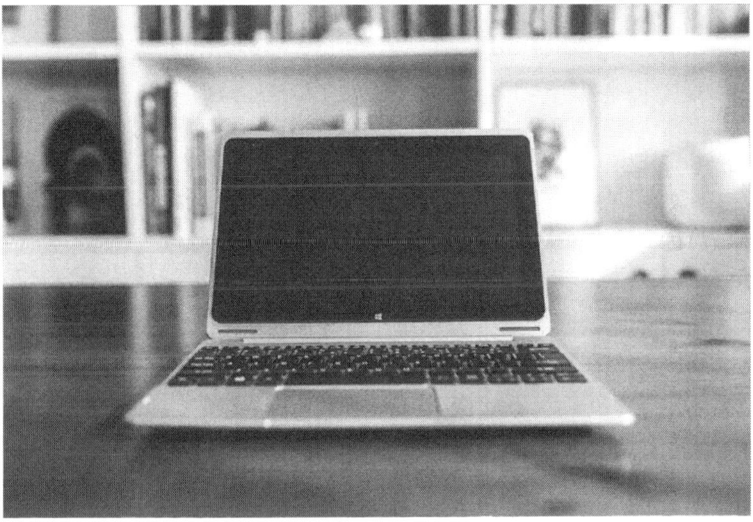

Tagebuch Einträge

Anmerkung: Ich habe einige Kurz-Videos nur für Leser dieses Buches gedreht, die die Schauplätze und Situationen einige meiner Tagebucheinträge zeigen. Du findest den Link (Verknüpfung) zu den Videos auf meiner **Bonus Ressourcen** Seite weiter unten.

1. Januar 2014: Heute ist der Anfang von meinem dritten Leben. Ich weiß nicht, wohin mich dieser neue Weg führt, aber alles ist besser als so zu verkümmern und zu sterben. Ich werde nur noch darüber nachdenken, wie ich wieder gesundwerde. Ich bin 46 Jahre und will würdevoll leben oder schnell sterben. Ich weiß nicht, welche Lektion ich in diesem Leben lernen sollte, aber wenn es da oben jemanden gibt, dann haltet mich nicht auf. Ich bestimme selbst über mein Leben, also haltet euch fern oder helft mir. Ich will wieder am Leben aktiv teilnehmen! Das Erste, das ich jetzt mache, ist abnehmen! Ich habe 110 kg! Ich wollte etwas verändern in meinem Leben und ich habe etwas verändert.

Zu diesem Zeitpunkt wusste ich noch gar nicht, wie viel sich verändern sollte.

12. Januar 2014: Jeden Morgen habe ich starke Krämpfe und Spastiken. Wenn Petra mich nur leicht berührt, fangen sie an. Es tut nur weh, aber mehr als 125 mg Lioresal und 48 mg Hydal traue ich mir nicht zu nehmen. Das Aufstehen fällt mir schwer und ich bin nach dem WC-Gang müde und fertig zugleich. Ich stehe jetzt absichtlich zehn Mal am Tag auf, damit die Muskeln etwas zu tun haben. Ich lehne am Bett, solange ich es aushalte. Dann setze ich mich wieder. Das mache ich mindestens zehn Mal am Tag. Habe heute 15 Mal geschafft. Ist wie früher im Fitnesscenter, nur viel kürzer.

Ich konnte mich an die Schmerzen fast gewöhnen, denn wenn du lange und starke Schmerzen hast wie ich, verändert sich dein Schmerzempfinden. Ich wurde etwas schmerzunempfindlicher. Natürlich tut es weh, aber

anders. Es ist schwer zu beschreiben, aber man bekommt so etwas wie eine dickere Haut. Heute (Dezember 2014) nehme ich keine Schmerzmittel oder Lioresal mehr, weil ich diese Spastiken, Krämpfe und Schmerzen nicht mehr habe. Dem Himmel sei Dank könnte man sagen. Wenn ich daran denke, wie schwer mir das Aufstehen am Anfang gefallen ist und wie selbstverständlich ich heute aufstehe, kann ich nur sagen: Wahnsinn! Heute trainiere ich wieder mit Hanteln um die verlorenen Muskeln wiederaufzubauen.

20. Januar 2014: Beim Aufstehen heute Morgen habe ich sofort stehen können. Bin etwas in die Knie gegangen bis die Muskeln zitterten, aber es fühlte sich gut an. Spastiken und Krämpfe sind stärker geworden durch das Training. Ich denke, weil alles gereizt ist. Rechte Hand kalt und steif, obwohl ich sie reibe und in warmes Wasser lege.

Nur nicht erschrecken am Anfang. Es wird zuerst immer schlechter, bevor es besser wird. Dein Körper ist das vielleicht nicht mehr gewohnt. Daher sind Muskelkater und Schwäche am Anfang normal. Mach weiter und der Erfolg kommt von selbst. Es dauert halt nur ein bisschen länger. Du kannst auch etwas weniger üben, aber ja nicht aufhören. Warme Wasserbäder helfen bei kalten Händen oder Füßen, wenn auch nur kurzfristig. Aber besser als nichts.

2. Februar 2014: Jetzt reiß ich mir einen Monat schon den A…. auf, aber ich merke fast keine Veränderung. Stehen tut immer noch weh und gehen auch, aber ich schaffe 30 Mal Aufstehen. Stehen kann ich drei Minuten, aber dann ist Schluss. Lese viel und versuche zu lernen, aber lesen strengt mich extrem an. Meine Augen sehen erst ab 40-50 cm scharf. Habe die DVD von Bruce Lipton jetzt sicher zehn Mal angesehen. Ich verstehe es nicht. Bin ich zu blöde dafür? Meditiere und mache Yoga so gut es halt geht.

Gerade am Anfang dauert alles sehr lange um wieder Schwung in den Körper zu bekommen. Ich bin so lange gelegen und habe nichts getan. Da ist alles schwer und doppelt so anstrengend. Sehr wichtig beim Körperaufbau und dem Training sind die Ruhepausen. Wenn du jeden Tag trainierst, dann ist das eher schlecht als gut. Natürlich sollst du jeden Tag etwas für deinen Körper machen, aber da ist Abwechslung sehr wichtig. An dem einen Tag machte ich Krafttraining, danach machte ich mindestens drei Tage Pause bis zum nächsten Krafttraining. Der Körper braucht die Pause zum Erholen und Aufbauen. Yoga und Dehnen kannst du jeden Tag, aber nicht überanstrengen. Ausdauertraining machte ich drei Mal die Woche. Ich verstehe dich, wenn es dir schwerfällt am Anfang, aber gib nicht auf. Oder hast du etwas anderes zu tun, außer gesund zu werden?! Immer wenn ich pausieren musste, habe ich gelesen, recherchiert und etwas dazugelernt. Ich habe alles gelesen, was mir irgendwie weiterhelfen konnte. Nutze die Zeit und lerne in deiner Pause! Zum Lernen ist es auch nie zu spät.

17. Februar 2014: Habe heute angefangen Magnesium zu nehmen, wegen der Krämpfe. Mal schauen, was es bringt. Ich bemerke etwas mehr Ausdauer beim Stehen, aber die Hüfte und das Kreuzbein lassen schnell nach und ich muss dann liegen. Brauche zwei Stunden um wieder etwas tun zu können. Stehe jetzt sehr bewusst auf und gehe jedes Mal in die Knie, bis ich nicht mehr kann. Schaffe 18 Mal bewusstes Aufstehen in zwei Stunden! Kann mit Petra am Arm und mit Stock ca. 40 m gehen!

Ich habe erst später gemerkt, dass Magnesium nicht gleich Magnesium ist. Jedes Mineral oder Vitamin muss bioverfügbar sein, sonst bringt es nichts oder fast nichts. Leider ist es der Industrie offensichtlich egal, wie sie die Mineralien mischen oder anbieten, denn viele Nahrungsergänzungen oder Multivitamine bringen fast nichts. Ich glaube, da steckt sogar System dahinter, denn wenn es nur wenig bringt, kaufst du als Konsument immer mehr ein, damit dein Leiden besser wird. Na ja, so kann man es auch machen.

04. März 2014: Drei Monate Quälen liegen hinter mir. Der rechte Arm und die Hand sind immer noch taub, steif sowie kalt. Egal was ich versuche, sie bleibt taub. Damit sie nicht so kalt ist und anschwillt, liege ich oft darauf. Der Druck tut mir gut, aber ändern tut sich nichts. Der ganze Arm ist immer noch unbrauchbar. Aufstehen ist zur Meditation geworden, und es geht ganz gut. Ich zähle es nicht mehr, weil ich es gut und oft kann. Nur die Spastiken und

Krämpfe quälen mich ständig. Gehen mit Hilfe 50 m! Magnesium hilft nicht, obwohl ich es jeden Tag nehme.

Ich habe auch nach drei Monaten nicht aufgegeben, weil ich einen starken Traum habe. Darum ist es wichtig, dass auch du einen starken Traum findest. Aber einen Erfolg hatte ich schon. Ich konnte unzählige Male aufstehen, weil ich es so oft wiederholt habe. Genau darin liegt ein Geheimnis. Das Zauberwort ist „Wiederholung". Mach' es so oft, bis es normal geworden ist. Nicht aufgeben und noch einmal!

20. März 2014: DVD angesehen mit Petra. Ich war begeistert und sie nicht. Ich sehe die Bereicherung und sie den Verzicht. Mir fällt es wie Schuppen von den Augen. Jetzt war es mir bewusst, was ich mache. Ein großer Unterschied! Eine neue Aufgabe, etwas für mich zu tun. Etwas, das mir Hoffnung macht und neuen Schwung ins Leben bringt. Kühlschrank leer essen und gesundes Essen anschaffen. Der Umstieg ist leicht. Einfach das Ungesunde tauschen gegen das Gesunde. Ich habe jetzt 108 kg. Ich will auf 80 kg kommen!!!

Auch damit musst du rechnen, dass dein Partner nicht immer einer Meinung mit dir ist. Lass dich auch von Verwandten oder Freunden nicht beirren. Es geht um DEIN Leben. Wenn dein Partner nicht dieselben Ernährungsgewohnheiten hat wie du, dann macht das gar nichts. Iss du deins und dein Partner seins oder ihres. Wo ist das Problem? Petra isst nach wie vor immer wieder Sachen, die ich nicht esse. Du musst nur

standhalten und an deine Gesundheit denken und an deinen Traum. Ich sagte mir das so: Wenn es mir nichts bringt, dann kann ich ja in sechs Monaten wieder damit aufhören. Was sind schon sechs Monate, wenn du dafür ein neues Leben bekommen kannst?

Es kommt auf dein Ziel an, das du dir steckst. Ich wollte nur abnehmen. Mit dieser Ernährungsumstellung nimmst du sicher ab. Sicher wirst du hören, dass es doch viel bessere Methoden gibt um abzunehmen. Bedenke aber, du brauchst einen etwas anderen Weg als ein gesunder Mensch. Die Gesunden vergessen oft, dass du krank bist und messen alles nach ihren Maßstäben. Du darfst aber keine Muskelmasse verlieren, die man unweigerlich bei jeder Art von Diät verliert. Du brauchst jeden Gramm deiner Muskeln. Also halte dich an DEINEN Plan und nimm richtig ab. Wer natürlich sein Idealgewicht hat oder sogar darunter ist, muss Muskeln aufbauen, aber auch richtig. Training, wie es andere gesunde Menschen tun, ist für uns am Anfang nicht möglich. Daher gib nicht auf.

05. April 2014: Das neue Essen schmeckt mir sehr. Gott sei Dank zieht Petra mit und findet das neue Essen auch gut. Was mir auffällt ist, dass ich weder Lust auf Fleisch noch auf Süßigkeiten habe.

Meinem Schatz Petra hat das Essen auch geschmeckt und sie hat mich einfach bei meiner neuen Ernährung nur unterstützt. Das gesunde Essen ist ja nichts Schlechtes. Was vorher eine Beilage war, wird zur

Hauptspeise. Gemüse und Obst kannst du essen, so viel du willst. Was soll daran schlecht sein? Dein Partner muss ja nicht so viel davon essen wie du, aber er/sie sollte dich bei deinen Plänen unterstützen und nicht nur dagegenreden oder -sein. Du wirst erkennen, dass sich dein Geschmack total ändert. Durch die vielen Lebensmittelzusätze der Industrie hat sich dein Geschmack verändert, und jetzt, durch das Fehlen dieser Zusätze, ändert sich wieder alles.

Ich kann nur sagen, alles schmeckt super und mir fehlen keine Süßigkeiten, da die Natur schon im Obst für das Süße gesorgt hat. Man muss auch nicht extra kochen für dich, sondern nur vom Salat mehr machen. Außerdem schadet es niemanden mal etwas Neues auszuprobieren und ein paarmal in der Woche auf Fleisch oder Fertiggerichte zu verzichten. Jeder soll zufrieden und glücklich sein mit seinem Essen. Es gibt nichts Schlimmeres als hungern zu müssen oder etwas zu essen, das man überhaupt nicht mag.

17. April 2014: Ich habe angefangen, hochdosiertes Vitamin D3 und K2 zu nehmen. 100.000 IE am Tag, aufgeteilt auf drei Mal und zehn Stück K2, auch aufgeteilt. Ich beobachte jetzt genau meinen Körper und versuche alles aufzuschreiben, wie es mir so geht, und was sich vielleicht dabei ändert. Ich erwarte nichts, aber ich hoffe jeden Tag, dass es mir bessergeht. Mir ist egal, dass es sicher länger dauern wird, aber ich wünsche mir jeden Tag ein kleines Wunder. Wünschen darf man ja! 104 kg!

Leider habe ich nicht schon früher damit angefangen, weil ich nichts davon wusste und ein Arzt dir so etwas nicht sagt. Ärzte haben gelernt, dass Vitamin D3 gefährlich ist und raten dir davon ab. Ich als Kranker möchte aber, dass es mir bessergeht und informiere mich immer auch bei anderen Quellen. Wenn man solche Selbstversuche unternimmt, dann braucht man eine Anleitung. Ohne diese ist es entweder gefährlich oder verrückt. Ich würde niemanden raten ohne Plan irgendetwas in sich reinzuschütten, ohne dabei das Risiko und die etwaigen Folgen zu kennen. Wie schon gesagt, gibt es gute Bücher und die zu lesen kann ich nur jedem raten, und erst dann etwas zu unternehmen und zu probieren. Keine Angst vor kleinen Selbstversuchen. Der Arzt macht im Prinzip ja auch nichts Anderes. Mir geht es wie den meisten Menschen. Ich bin, wie man merkt, sehr ungeduldig, wenn es darum geht, dass ich etwas haben möchte. Auf der anderen Seite habe ich aber auch das Warten gelernt.

19. April 2014: Mein Bauch spielt wieder verrückt. Hatte heute keine Kraft, war gleich erschöpft und Kreislauf war auch nicht gut. Habe wohl wieder zu wenig gegessen. Ich vergesse oft darauf, bis mir schlecht wird. Muss das in den Griff bekommen, sonst kann ich meinen Körper nicht richtig fühlen. Bin ja gespannt, wann ich eine erste Veränderung bemerke.

Leider habe ich immer wieder Probleme mit dem Bauch. Die fehlenden Muskeln wirken sich sehr nachteilig aus. Auch mit immer wiederkehrenden

Rückschlägen muss man rechnen. Der kranke Körper braucht im Gegensatz zu einem gesunden Körper viel länger zum Regenerieren. Diese immer wiederkehrenden Einbrüche machten mir sehr zu schaffen. An einem Tag geht etwas sehr gut und am nächsten geht fast nichts mehr. Damit muss man lernen umzugehen. Wenn man, so wie es bei mir war, von 100 Tagen 99 schlechte hat, dann ist man es gewohnt, dass es einem durchwegs schlecht geht. Kommen jetzt aber mehrere gute Tage dazu, so bringt es einen psychisch durcheinander. Was gestern gut war, ist heute nicht möglich. Es ist einfach so. Freu dich, dass immer mehr Tage dazwischen sind, wo es dir gut geht. Diese guten Tage werden immer mehr. Freu dich einfach.

23. April 2014: Waren heute bei Petra aus der Garage die Reifen holen. Haben auch die neuen Lattenroste fürs Bett mitgenommen. Nach der ganzen Fahrt habe ich immer noch viel Energie. Woher, weiß ich nicht. Ich habe nicht mehr Kraft, aber viel mehr Energie. Schauen wir mal, wie es mir morgen geht. Die Regeneration vom Erschöpfungszustand war viel schneller. Zwei Stunden liegen und ich kann wieder ein paar Schritte gehen. Bin begeistert von meiner heutigen Leistung. Yoga war heute auch leichter als sonst. Habe heute um 20 mg weniger Lioresal genommen.

Das war ein „Wow–Tag". Ich merkte schon morgens beim Aufstehen, dass ich voller Energie war. Ich habe das immer so beschrieben: „Es ist, als ob jemand das Licht in dir aufdreht". Das Eigenartige daran war, dass ich nicht mehr Kraft hatte, aber die Energie ist voll

eingeschossen. Ich war voll Tatendrang und musste etwas unternehmen. So waren wir den ganzen Tag aktiv und ich wurde nicht müde. Ich war total verwundert und dachte mir: „Ist das schon die Wirkung von den D3-Tropfen“? Ja, war sie. Und das hat bis heute seine Wirkung nicht verloren.

Ich musste aber auch damit klarkommen nicht mehr Kraft zu haben. Ich wollte unbedingt hinaus aus der Wohnung, war voller Tatendrang und hatte zum Gehen aber zu wenig Kraft. Das war etwas sehr Ärgerliches, doch ich musste lernen, dass ich erst langsam meine Kraft aufbauen konnte. Jeden Tag ein Stück mehr, Tag für Tag. Was aber total wichtig und ein Schritt in die richtige Richtung war: Die fehlende Energie war wieder da. An diesem Tag habe ich beschlossen, dass ich mein Medikament Lioresal reduziere. Ich nahm sowieso zu viel davon.

25. April 2014: Gehen fällt mir schwer und Energie ist auch weg. Bin ständig müde. Beine schwer! Kribbeln in den Beinen sowie unangenehmes Ziehen in den Schienbeinen. Was mir auffällt ist, dass meine rechte Hand warm wurde und zeitweise sticht. Sonst war sie immer kalt. Gefühl oder Bewegung nicht möglich. Das Liegen hilft nur bedingt. Bleibe müde und schlapp. Das lästige Ekzem hinter den Ohren ist viel besser geworden. Habe es zufällig heute bemerkt. Habe das sehr lange und behandle es über ein Jahr mit Cortison ohne Erfolg. Mal schauen wie es sich entwickelt.

Wie sich herausstellte war ich nach dem ersten Energietag so fertig, dass ich zwei Tage brauchte um mich wieder zu erholen. Die D3-Tropfen fingen voll an zu wirken. Damit stellten sich wieder neue Gefühle in meinem Körper ein. Auf einmal begann es, das große Kribbeln in den Beinen, das Ziehen, das Verändern meines Körpers. Ich war zwar immer noch schlapp, aber dieses Regen in mir war nicht zu ignorieren. Am meisten war ich von der Wärme meiner Hand beeindruckt.

26.April 2014: Morgens beim Aufstehen hatte ich das erste Mal seit Jahren fast keine Spastiken und keine Krämpfe (80 % weniger). Vom Rist über das Schienbein bis hinauf zum rechten Knie ein Brennen und Ziehen. Hand ist warm geblieben, aber sonst taub und steif wie immer. Gelenkschmerzen vom ständigen Liegen zu 90 % verschwunden. Die quälenden Ischias Schmerzen vom Liegen sind auch zu 90 % weg. Nur bei manchen Bewegungen fühle ich es noch, aber ohne Schmerz. Insgesamt fühle ich mich weicher, flexibler, entspannter, von alten Schmerzen befreiter. Zwar sind neue unangenehme Gefühle in den Beinen oder der Hand dazu gekommen, aber das fühlt sich einfach anders an. Ich nehme heute einmal keine Medikamente. Mal schauen was die Nacht so bringt.

Über Nacht hörten bei mir fast alle Spastiken und Krämpfe auf. Ich konnte es fast nicht glauben. Ich hatte jahrelang Probleme damit, aber jetzt waren sie fast weg. Außerdem hatte ich so gut wie keine Schmerzen mehr. Alles war über Nacht geschehen und ich konnte es fast

nicht glauben. Ich dachte mir, so muss es sich anfühlen, wenn man auf Drogen ist. Es waren gerade neun Tage vergangen und es hat sich so vieles bei mir getan. Ich war richtig euphorisch und bekam gleichzeitig die Angst, dass das alles wieder aufhören könnte. Wie gesagt, ich hatte mit dem Auf und Ab immer wieder meine psychischen Probleme. Doch dann machte ich im Übereifer einen kleinen Fehler.

27. April 2014: Die Nacht war schrecklich. Konnte nicht schlafen und habe um zwei Uhr morgens eine Tablette genommen zum Einschlafen. Das Weglassen der Medikamente war keine gute Idee. Was habe ich mir nur dabei gedacht. Es sind starke Schmerzen in der linken Schulter dazugekommen. Rechte Schulter leichte Schmerzen. Konnte aber wegen der Schmerzen bis fünf Uhr nicht einschlafen. Zu Mittag sind wir zur Donau gefahren und haben die Sonne genossen. Gutes Gefühl in den Beinen, aber heute gar keine Kraft. Bin ständig am Limit und muss liegen. Hand warm. Körper ohne Schmerzen beim Bewegen. Kann den rechten Arm bis zur Schulter heben! Die Hand ist immer noch warm, aber auch taub und steif. Die großartigen Fortschritte der letzten Tage sind super. Kraft und Gehen nicht besser, ständig erschöpft und müde. Abend: fühle mich weich und flexibel. Bin hingefallen und konnte auf allen Vieren am Boden krabbeln. Ich kann zwar nur sehr unkoordiniert und wenig krabbeln, aber das konnte ich wegen der Schmerzen und fehlender Kraft vorher nicht. Beim Wasserlassen brennt es ein bisschen, leicht, aber doch, so als hätte ich wieder Sand in der Blase.

Das Weglassen der Medikamente war ein Fehler. Ich kann nur jedem davon abraten, auf einmal seine Medikamente weglassen zu wollen. Die Rechnung kam aber sofort in Form von Schmerzen. Was tut man, wenn man wegen der Schmerzen nicht schlafen kann? Man kann leiden oder, so wie ich, Kopfrechnen. Außerdem kann man den Schmerz genau orten und ihn innerlich ansprechen. Ich frage dann: „Was willst du? Warum bist du da“? Der Schmerz ist ja nicht umsonst da. Dein Körper redet mit dir. Du musst nur zuhören lernen. Ich hörte aber nicht immer zu und bekam immer die Rechnung präsentiert. Das ist das Gute an unseren Körpern. Sie sagen uns immer gleich, was ihnen nicht passt.

30. April 2014: In der Früh wieder leichte Spastiken und Krämpfe. Um zehn Uhr morgens ist beim Wasserlassen ein Nierenstein abgegangen, ohne Schmerzen! Jetzt weiß ich, warum sich nichts mehr getan hat die letzten Tage. Der Körper brauchte die Kraft und die Konzentration für den Nierenstein. Ich hatte keine Nierenkolik wie früher und keine Schmerzen. Jetzt bin ich neugierig, ob sich nach dem Stein etwas beim Körper tut. Bewegung, Gehfähigkeit, Ausdauer und Kraft müssen besser werden.

Ich hatte jahrelang immer wieder Probleme mit Nierenkoliken und Nierensteinen. Das Erste, was ein Körper tut, wenn er in den Reparatur-Modus schaltet, ist die wichtigen Reinigungsorgane durchzuputzen. So gingen meine Steine ab und die Nieren konnten wieder voll arbeiten. Das Gute daran war, dass es diesmal ohne

die gefürchtete Kolik geschah. In der Zeit, wo der Körper wichtige Reparaturen an sich durchführt, stellt er alles andere ein. Das heißt, er zieht von weniger wichtigen Sachen die Energie ab. Man ist müde, schlapp und fühlt sich ausgelaugt. Diese Arbeiten im Hintergrund bemerkt man gar nicht bis sie abgeschlossen sind. Darum schläft man so viel, wenn man krank ist. Bei uns ist es nichts Anderes. Es kann bei uns halt Monate dauern bis etwas Wichtiges im Hintergrund erledigt ist. Darum nicht verzweifeln und abwarten.

05. Mai 2014: Beim Aufstehen am Morgen konnte ich die große Zehe am rechten Fuß bewegen. Seit Jahren konnte ich das nicht mehr. Seit 2008 ist mein Schienbeinnerv gelähmt, der die Zehen ansteuert. Ich kann's nicht glauben. Ich freue mich wie ein kleines Kind. Ich kann den Zeh leicht nach oben ziehen. Juhu. Mittags kann ich immer noch den Zeh bewegen. Bin heute mit Petras Hilfe 100 m bei der Donau gegangen! Nach dem Gehen war ich extrem müde und musste mich gleich Zuhause ins Bett legen zum Schlafen. Fersen, Waden, Oberschenkel kribbeln sehr. Habe heute wieder um 20 mg weniger Lioresal genommen. Hydal 16 mg.

Immer wieder stellt sich Neues ein. Eine aufregende Zeit. Das Gehen wurde auch immer besser und langsam machte sich meine Hartnäckigkeit bezahlt. Ich war zwar ständig müde nach meinen Unternehmungen, aber ich war glücklich es überhaupt so weit geschafft zu haben. Das langsame Reduzieren meiner Medikamente war der richtige Weg.

15. Mai 2014: Habe ein neues Trainingsprogramm für mich erstellt, mache ab jetzt jeden Tag 15 - 20 Minuten Yoga. Leider habe ich erst jetzt regelmäßig mit Yoga angefangen. Ich hätte schon vor Jahren fix damit anfangen sollen. Mittags einkaufen. Ich bin total verblüfft, wie viel Ausdauer und Kraft ich heute habe. 15 Minuten einkaufen und dann noch zum Auto gegangen. Dann ab nach Hause und ins Bett, weil ich total fertig war. Ein gutes Gefühl wieder so lange aktiv zu sein.

Yoga kann ich nur jedem empfehlen, auch wenn es am Anfang schwer ist. Jede Art von Meditation, Yoga oder Tai-Chi ist gut. Wichtig ist das regelmäßige Üben. Leider war das bei mir nicht so. Ich verstehe jeden, wenn er zu müde ist oder sich schlecht fühlt. Aber versuche wenigstens fünf Minuten etwas zu tun. Es hilft dir auf Dauer sehr. Ich war immer wieder verblüfft über meine Leistungen, wenn ich Yoga oder Tai-Chi machte. Allein das konzentrierte Stehen und die langsamen Bewegungen bringen dir immer wieder „Aha-Erlebnisse“. Wenn du danach auf die Uhr schaust, dann weißt du, dass viel mehr in dir steckt als du glaubst.

18. Mai 2014: Bin sehr schwach und müde. Gehen nicht möglich. Bin einfach zu schwach. War sehr müde gestern und bin um 23:15 Uhr schlafen gegangen. Bin heute bis 10:30 Uhr gelegen, weil ich immer noch so müde bin. 15:25 Uhr wieder ein Nierenstein abgegangen, ohne Schmerzen. Jetzt weiß ich auch, warum ich gestern so schwach war. 100 kg!!!

Dein Körper zeigt dir mit Müdigkeit, dass er arbeitet. Vertraue ihm. Wenn du ihn gut behandelst, dann tut er sein Bestes. Jetzt hatte ich schon 10 kg abgenommen und nie gehungert. Die Kilos verschwinden von ganz alleine, wenn man das Richtige isst. Ich habe auch keine Kraft verloren. Ganz im Gegenteil. Ich habe sogar Kraft dazubekommen.

22. Mai 2014: Wieder wenig geschlafen. Rechte Niere immer noch empfindlich, aber nicht schmerzhaft. Beim Einkaufen in der Parkgarage hatte ich ein sehr emotionales Erlebnis. Ich konnte beim Einkaufswagenschieben plötzlich das rechte Bein so bewegen, dass ich fast normal gehen konnte, ca. fünf Meter! Ich musste fast weinen vor Freude.

Diese Erlebnisse wird jeder haben, der an sich arbeitet. Wie aus dem Nichts heraus bewegte sich mein Bein wie von alleine. Der Körper hat ein Erinnerungsvermögen. Wenn die Zeit dafür reif ist, dann fängt er an, dieses abzurufen. Leider konnte ich nur ein paar Schritte so gehen. Später an diesem Tag konnte ich diese Art von Gehen nicht mehr wiederholen. Bei einem erwachsenen Menschen ist es etwas anders als bei Babys. Ein Baby muß erst alles lernen. Dein Erwachsenenkörper aber kennt die Mechanismen schon und lernt schneller. Er erinnert sich an das, was er schon einmal konnte.

Wenn ich so an meine ersten Bewegungen am Boden denke, so ist da kaum ein Unterschied zu einem Baby. Alles fällt schwer und ist teilweise gar nicht

möglich. In dieser Zeit des Wandels traten bei mir immer wieder schmerzhafte Zustände auf. Mein Körper nahm eine veränderte Haltung an. Bänder, Sehnen und Muskeln mussten sich anpassen. Diese Haltungs-schmerzen können wochenlang andauern und auch recht heftig sein. Ich hatte immer große Probleme mit dem Ischias-Nerv und jetzt hatte ich genau da wieder Schmerzen. Aber sie fühlten sich anders an. Sie kamen von der Bewegung und dem aufrechteren Gang.

29. Mai 2014: Gut geschlafen. Bin sehr entspannt heute Morgen. Bin sogar auf der rechten Seite gelegen. Hatte das Bedürfnis rechts zu liegen. Es war das erste Mal seit Jahren schmerzfrei! Aufstehen super leicht. Bin voller Energie. Habe heute wieder um 20 mg weniger Lioresal genommen. Hydal 8 mg.

Die Bewegungen oder Haltungen meines Körpers waren mir auch fremd, da ich jahrelang andere Haltungen gewohnt war. Ich bin auf der rechten Seite liegend erwacht und konnte es selbst nicht glauben. Nichts tat mir weh dabei und ich lag noch eine Stunde so da. Vieles geschieht über Nacht.

31. Mai 2014: Gut geschlafen. Ca. fünf Stunden lang bin ich auf der rechten Seite gelegen ohne Probleme, mit total wenig Spastiken und Krämpfen. Das Gehen und Stehen gleich nach dem Aufstehen fällt mir schwerer als sonst. Ich brauche einige Zeit um locker zu werden. Der Körper muss erst erwachen. Ganzer rechter Arm sehr warm, Heben und Bewegen gut, Hand und Finger sind immer noch steif. Starke Gleichgewichtsstörungen heute. Körpergefühl heute eher schlechter als die letzten Tage.

Zu dieser Zeit kam langsam das Leben in meinen rechten Arm zurück. Körperlich erlebte ich jeden Tag ein Auf und Ab. Etwas Seltsames stellte sich ein. Ich musste mich gleich nach dem Aufstehen am Vormittag wieder hinlegen. Ich war nach dem WC-Gang wieder total erschöpft. Ich schlief zwar nicht ein, aber mein Körper brauchte ca. eine Stunde für die Aufwachphase.

06. Juni 2014: Energie und Körpergefühl gut. Habe mich heute bei der Donau sonnen lassen. Habe mich auf den harten Boden gelegt und hatte keine Schmerzen beim Liegen. Trotz 20 Minuten voller Sonneneinstrahlung bin ich nicht überhitzt gewesen. Ich vertrage die Wärme immer besser. Das Licht tut mir einfach gut. Ich merke aber immer noch, wie die Wärme mich auf Dauer belastet, wenn sie tagelang anhält und ich nie abkühlen kann. Bin hingefallen und brauche immer noch Hilfe beim Aufstehen vom Boden. Rechte Hand fühlt sich besser an, nicht so extrem taub, warm, aber geschwollen.

Ich hatte für den Sommer immer eine Klimaanlage Zuhause, damit es für mich erträglich war. Ein MS-Kranker verträgt in der Regel keine Hitze. Meine Grenze lag bei ca. 23-25° C. Darüber ging es mir merklich viel schlechter. Ich konnte mich kaum bewegen und alles fiel mir noch viel schwerer als sonst. Jetzt aber vertrug ich die Wärme viel besser und konnte sogar in die Sonne

hinausgehen. Wir fuhren dann öfter an einen tollen Platz direkt an der Donau wo ich mich sonnen lassen und auch das Gehen üben konnte.

09. Juni 2014: Bin heute bei der Donau ca. 100 m mit Gehstock alleine gegangen. Petra hat mir nicht dabei geholfen. Das Bein schleifte zwar über den Boden, aber insgesamt fühlte ich mich gut dabei. Ich verkrampfe mich zwar total, weil ich das freie Gehen nicht gewohnt bin, aber ich denke das liegt nur an der Angst hinzufallen. Konnte heute das erste Mal alleine vom Boden aufstehen, nach den Yogaübungen! Zum Aufstehen brauche ich aber einen Sessel oder einen Tisch. Ich muss mich wo festhalten können.

Das viele Üben und Trainieren machte sich bemerkbar. Ich konnte immer länger alleine gehen. Am Anfang verkrampfte ich mich total. Dementsprechend wurde auch mein Gangbild schlechter. Ich gab aber nicht auf und kämpfte jeden Tag um jeden Meter. Die Angst hinzufallen und sich zu verletzen spielte im Hinterkopf ständig eine Rolle. Petra war deshalb zur Sicherheit immer neben mir. Alleine dieses Gefühl zu haben, dass man sich auf jemanden verlassen kann, der neben einem ist, hilft sehr.

19. Juni 2014: Fühle mich gut und frisch. War wieder bei der Donau gehen. Bin mit Petra 250 m auf einmal gegangen! Die Hand ist am Abend nicht so steif. Finger lassen sich langsam bewegen. 98 kg!

Stecke dir täglich deine Ziele für den Tag. Stecke sie aber so, dass du sie auch erreichen kannst.

21. Juni 2014: War wieder an der Donau und bin mit Petras Hilfe ca. 300 m gegangen! Danach war ich fertig und hatte starke Kreuzschmerzen. Meine Haltung beim Gehen verbessert sich und die Länge der Strecke war auch Rekord für mich! Die Hand verbessert sich auch langsam. Das tägliche Training macht sich bemerkbar. Leider verbessert sich das Gefühl in der Hand nicht. Ich kann zwar ein bisschen greifen, fühle aber nichts dabei. Hydal 4 mg.

Nach den für mich langen Gehübungen war ich öfters so fertig, dass ich noch lange danach an der Donau gesessen oder gelegen bin. In dieser Zeit des Erholens las ich viel und lernte, wie der Körper funktioniert.

29. Juni 2014: Habe heute um 20 mg weniger Lioresal genommen. 200 m mit Stock, aber alleine gegangen!!! Gleichgewichtsübungen an den Halteseilen im Wohnzimmer werden besser.

Für mich waren meine kleinen Rekorde immer das Highlight des Tages. Ich freute mich sehr, wenn ich wieder und wieder etwas mehr an Lebensqualität zurückbekam. Ich habe in meiner Wohnung Halteseile von der Decke herabhängen. Ich musste mich ja ständig

wo anhalten können beim Gehen. Diese Seile nahm ich aber auch zum Trainieren.

13. Juli 2014: War heute wieder bei der Donau und bin mit Petra ca. 500 m auf einmal gegangen. War danach zwar körperlich fix und fertig, aber nicht müde. Rechtes Bein war danach sehr schwach. Das Ausruhen im Sitzen bringt nur sehr wenig Regeneration. Ich muss liegen und erhole mich nach ca. zwei Stunden. Heute kein Hydal genommen. Mal schauen was passiert.

Wenn ich es mit dem Gehen oder einer anderen Anstrengung übertrieben hatte, dann musste ich mich hinlegen, egal wo. Aus diesem Grund habe ich immer im Auto einen Liegestuhl oder kann direkt im Auto liegen.

16. Juli 2014: Habe heute meine neuen Hanteln bekommen. Beginne sofort mit dem Training. Die rechte Hand kann zwar das Gewicht von 1,5 kg halten, aber fühlen kann ich es nicht. Mache Übungen für die Stärkung der Handgelenke und der Grifffestigkeit. 96 kg!

Ich habe mir, als ich merkte, dass ich mehr Übungen machen kann, Hanteln von Freunden ausgeborgt, mit wechselbaren Gewichten. Ich habe mit 1,5 kg angefangen. Das war am Anfang noch Schwerstarbeit. Ich habe am Anfang die 1,5 kg nur so lange gehalten, bis sie mir runtergefallen sind. Ich habe mich gleich neben

das Sofa gestellt, damit die Hanteln keinen Lärm erzeugten, wenn sie hinunterfielen. Jeden Tag ein paar Sekunden mehr, das war mein Ziel.

21. Juli 2014: Habe heute um 22 Uhr nur noch 10 mg Lioresal genommen. Bin jetzt von 100-125 mg Tagesdosis auf 10 mg heruntergegangen und fühle mich gut dabei.

Das langsame Reduzieren der Medikamente war auch ein wichtiger Schritt in die richtige Richtung. Jedes Medikament, dass du deinem Körper zuführst, muss auch wieder abgebaut werden. Diese Entlastung macht sich auf Dauer auch bezahlt. Du merkst selbst, wenn du etwas reduzieren kannst und wie dein Körper darauf reagiert. Nur nicht zu schnell. Alles braucht seine Zeit. Hab Vertrauen zu deinem Körper. Wenn du ihn machen lässt, tut er immer das Richtige. Vergiss dein Ego und lass ihn selbst handeln. Du wirst erstaunt sein, was er alles kann.

04. August 2014: Hatte heute beim Hanteltraining einen festen Griff bis zum Schluss. Gelenke werden immer stärker. Konnte alleine mit Stock 500 m weit gehen!!! Bin danach total fertig gewesen und brauchte eine Stunde zum Erholen bis ich nach Hause fahren konnte.

Alles braucht seine Zeit. Gib sie dir. Als ich alleine soweit gehen konnte, wusste ich, dass ich einen großen Teil meiner Selbstständigkeit zurückbekommen habe.

500 m sind so viel, dass ich überall auch alleine hinkomme. Ich muss nur auf das Stolpern achten, dass ich leider immer wieder habe. Ich machte zu der Zeit wieder Bizeps- und Trizeps-Übungen, da ja mit den Jahren alles verkümmert ist.

11. August 2014: Konnte heute eine Stunde durchgehend stehen. Danach war ich sehr müde, aber nicht fertig wie früher. Konnte beim Yoga das erste Mal bei einer Standübung frei stehen ohne mich anzuhalten.

Ich übte auch ständig das freie Stehen, da ich durch die Gleichgewichtsstörungen da auch meine Defizite hatte. Wenn ich zurückdenke wie ich mit ein bis zwei Minuten Stehen angefangen habe, so bin ich jetzt sehr stolz auf meine Leistungen. Ja, du darfst auch stolz sein auf dich und deine Leistungen. Vergiss, was man dir früher beigebracht hat. Du darfst und sollst dich auch loben können.

Beim Yoga geht es auch sehr um das Training des Gleichgewichtssinns. Ich habe damit sehr große Probleme und musste mir jede Sekunde freies Stehen erkämpfen. Die Augen beim Stehen länger zuzumachen war unmöglich. Ich wäre sofort umgefallen. Ich brauchte beim Yoga immer zwei Sessel zum Anhalten. An diesem Tag war das Eis gebrochen, und ich konnte bewusst bei einer Übung frei Stehen. Bei mir war es ein Unterschied, ob ich normal aufrecht gestanden bin oder mich im Stehen bewegt habe. Bei der Bewegung war es

nicht so schlimm. Da konnte ich meine Gleichgewichts-defizite irgendwie ausgleichen.

13. August 2014: Waren bei der Donau gehen, bin nach 150 m gestürzt und habe mir die Rippen und die Hüfte geprellt und rechte Hand, Knie und Ellenbogen aufgeschürft vom Schotter. Konnte alleine nicht mehr aufstehen, Petra musste mir helfen. Am Abend schmerzte meine ganze rechte Seite und mein rechter Arm. Versuche die Prellung mit Yoga zu lindern, aber es tut verdammt weh! Ich bin schon so oft gestürzt, aber ich habe mir noch nie so wehgetan. Diesmal bin ich echt blöde gefallen.

Ich kann mich noch genau erinnern. Ich war übereifrig und passte nicht auf und wollte das Tempo erhöhen. Da passierte es. Ich stürzte und habe gleich gewusst, dass ich mir mehr als sonst wehgetan habe. Mir blieb die Luft weg. Mein rechtes Handgelenk und die Rippen schmerzten extrem. Petra half mir aufzustehen, da ich alleine nichts mehr machen konnte. Wir gingen zum Auto zurück und ich musste mich erst mal hinsetzen um zu verschnaufen. Dann fuhren wir nach Hause, damit ich mich hinlegen konnte. Ich merkte, dass ich einen kleinen Schock hatte.

Ich musste die Angst in den Griff bekommen, die sich in mir aufbaute. Es ist sehr wichtig, dass man sein Gehtraining nicht alleine macht. Ich habe das auch nie gemacht. Wenn man stürzt und sich dabei verletzt, dann ist man alleine oft hilflos. Diese Hilflosigkeit kann einem sehr viel psychischen Schaden zufügen. Die

Angst alleine lähmt einen schon im wahrsten Sinne des Wortes und man kann danach kaum noch gehen. Ohne Unterstützung hätte ich den Weg zum Auto alleine nicht geschafft.

17. August 2014: Schlafen war gut, aber kurz. Rechte Rippenseite tut immer noch weh, aber viel besser als gestern. Bin heute zwei Runden im Stiegenhaus gegangen, 108 Stufen hinauf und 108 hinunter = 216 Stufen + 300 m gehen. Bei der zweiten Runde war es schon schwer zu gehen. Nach Yoga tut wieder rechte Rippenseite weh. Wieder starke Gleichgewichtsstörungen.

Ich habe viel trainiert und wurde immer stärker und ausdauernder. Leider haben sich die Gleichgewichtsstörungen bis jetzt noch nicht verbessert. Sonst könnte ich noch mehr tun.

19. August 2014: Eine Hausrunde. Tagsüber wieder sehr müde. Eine Stunde am Nachmittag geschlafen. Ab heute kein Lioresal. Ab heute bin ich frei von Medikamenten!

Das war ein denkwürdiger Tag für mich. Nach Jahren der Medikamenteneinnahme war ich den ersten Tag komplett frei davon!

16. September 2014: Rechte Hand ist sehr warm und ich kann meine Finger bewegen. Das Leben ist zurückgekommen. Kann greifen und habe Kraft und etwas Gefühl in der Handfläche. Wenig, aber sie lebt wieder!

Das war der Beginn vom Auf und Ab meiner rechten Hand. Das anfängliche Gefühl in der Handfläche verging wieder und alle paar Wochen war es wieder für kurze Zeit da.

06. Oktober 2014: Heute ist ein Nierenstein abgegangen, ohne Schmerzen. Seit zwei Wochen bemerke ich nur zeitweise ein leichtes Brennen oder Stechen beim Wasserlassen, aber ohne Schmerzen. Keine Kolik. Der Körper entgiftet sich langsam selbst.

Das war 2014 nicht der letzte Nierenstein.

27. November 2014: Ein sehr kleines Stück Nierenstein ist mittags abgegangen. Keine Schmerzen.

Der war's auch noch nicht.

02. Dezember 2014: Wieder ein Nierenstein abgegangen, keine Schmerzen.

Ja ja, so ist das mit dem Entgiften. Der Körper baut die überschüssige Harnsäure ab. Wenn es zu schnell geht mit dem Entgiften, dann sammelt sich alles zu

einem Nierenstein zusammen. Das war der letzte im Jahr 2014!

25. Dezember 2014: Habe gutes Gefühl in der Handfläche und den Fingern bekommen. Morgens konnte ich fast alles fühlen. Bin total begeistert. Kann die Finger bewegen und fühle zum ersten Mal seit Jahren alles, was ich angreife. Zwar nicht zu 100 %, aber ich fühle etwas. Bewusstes Greifen ist möglich, auch mit geschlossenen Augen. Juhu!!!

KAPITEL 14: WAS HAT SICH BEI MIR VERÄNDERT?

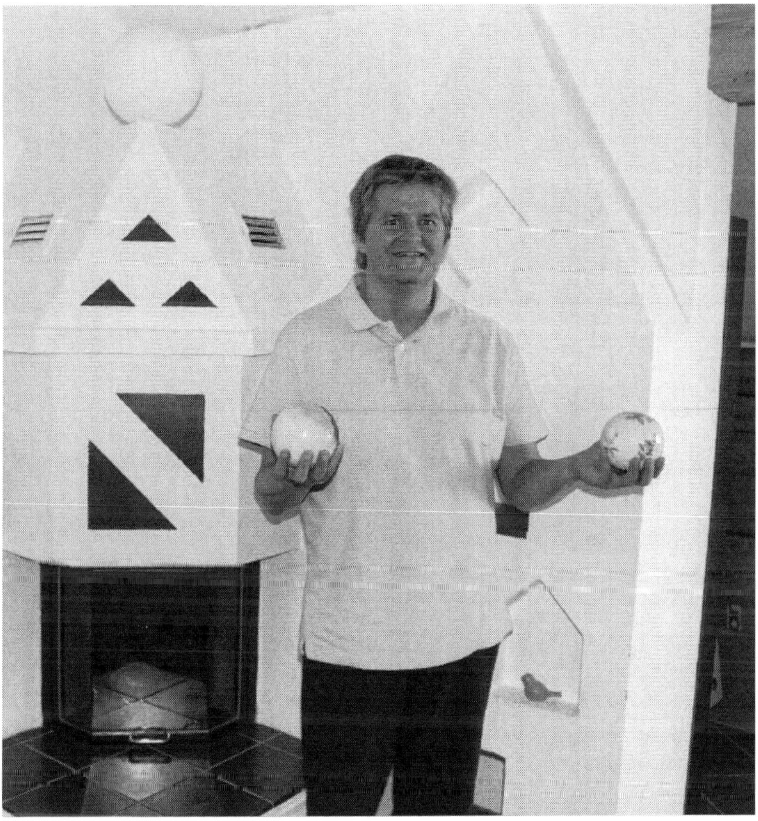

Das Jahr war fast vorbei und jeder fragt sich: „Was hat sich bei ihm verändert?"

Es hat sich viel verändert bei mir in diesem Jahr 2014!

- Ich habe zu 99 % keine Spastiken (Spasmen) mehr, ebenso keine Krämpfe.
- Das Fatigue-Syndrom ist weg, ebenso die Schmerzen.
- Die Schuppenflechte und das Ekzem sind zu 95 % weg.
- Ich kann wieder sechs bis acht Stunden schlafen und sogar dabei rechts liegen.
- Ich gehe mit einem Gehstock anstatt an den Rollstuhl gefesselt zu sein. Siehe *Foto 8A* und *Foto 8B* in der *Fotogalerie.*
- Die quälenden Zeiten als Bettpflegefall sind vorbei und ich habe ein neues Leben begonnen.
- Ich helfe nun anderen Kranken, die schon aufgegeben haben, weil sie keinen gangbaren Weg gefunden haben.
- Meine Arthrose im Knie hat sich so stark verbessert, dass ich keine Beinschiene mehr brauche.
- Die Lähmung meines rechten Armes und der Hand haben sich auch verbessert, und ich kann wieder etwas angreifen und halten. Ich habe die gesamte Grobmotorik wieder zurückbekommen und arbeite nun an der Feinmotorik.
- Ich habe wieder begonnen Saxophon zu spielen um meine Motorik zu verbessern. Mein Spiel ist noch eine Ohrenqual für jeden Zuhörer, aber das macht

nichts. Es hält im Sommer die Gelsen (Stechmücken) fern von der Wohnung.

- Aber das Wichtigste, das sich verändert hat, ist mein neuer Lebensmut und die Freude am Leben! Im nächsten Jahr habe ich viel vor und werde noch einiges verändern und schaffen. Mehr dazu in meinem nächsten Buch.

Ein indisches Sprichwort lautet:

„Am Ende ist alles gut,
und wenn nicht alles gut ist,
dann ist es auch nicht das Ende!“

KAPITEL 15: WIE GEHT ES WEITER?

Mein Zweites Buch: *„Masterplan zum Erfolg"*

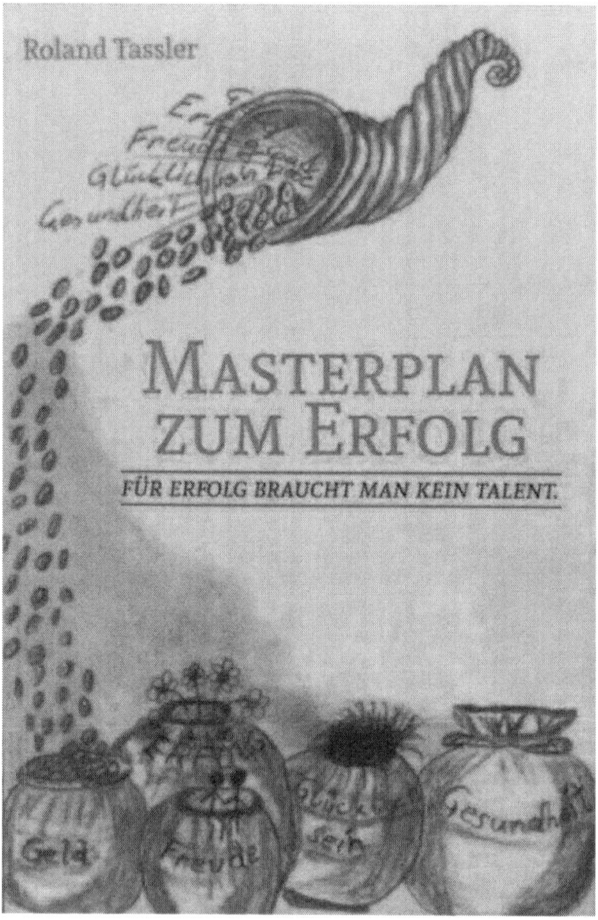

Ich habe im Jahr 2015/16 zwei weitere Bücher geschrieben. Mein zweites Buch, „***Masterplan zum Erfolg***“, beschreibt sehr ausführlich wie du einen RICHTIGEN TRAUM und die RICHTIGE ZIELSETZUNG findest. Ich gehe nochmals eingehender darauf ein, wie du dich selbst mit meiner „5-S“ Technik motivieren kannst. Die „5-S-Strategie“ ist das wichtigste „Werkzeug“ überhaupt! Du lernst dort, wie du die richtige Einstellung sowie den Glauben an DICH SELBST entwickeln kannst. Die „5-S-Strategie“ hat sich aus den vielen Gesprächen mit Menschen auf meinen Vorträgen ergeben. Ich bemerkte, dass Vielen genau das fehlt: Ein MASTERPLAN!

Kapitelübersicht

Kapitel 1 – Gebrauchsanweisung für das Arbeitsbuch

Kapitel 2 – Finde dein Potenzial

Kapitel 3 – Finde deinen Traum

Kapitel 4 – Wie erreiche ich ein Ziel?

Kapitel 5 – Erfolg hast du nur durch andere und was ist Erfolg für dich

Kapitel 6 – Kindheitstrauma und Anti-Erfolgsprogramme

Kapitel 7 – Stress, Perfektionismus und Burnout

Kapitel 8 – Anti-Ärgerprogramme

Kapitel 9 – Das positive Denken

Kapitel 10 – Motivation

Kapitel 11 – Die „5 S“

Kapitel 12 – Mut und Angst

Kapitel 13 – Scham und das Tabuthema Tod

Kapitel 14 – Glück und Unglück

Kapitel 15 – „Wie funktioniert die Wirtschaft“

Mein Drittes Buch: *„Angst im Kopf'*

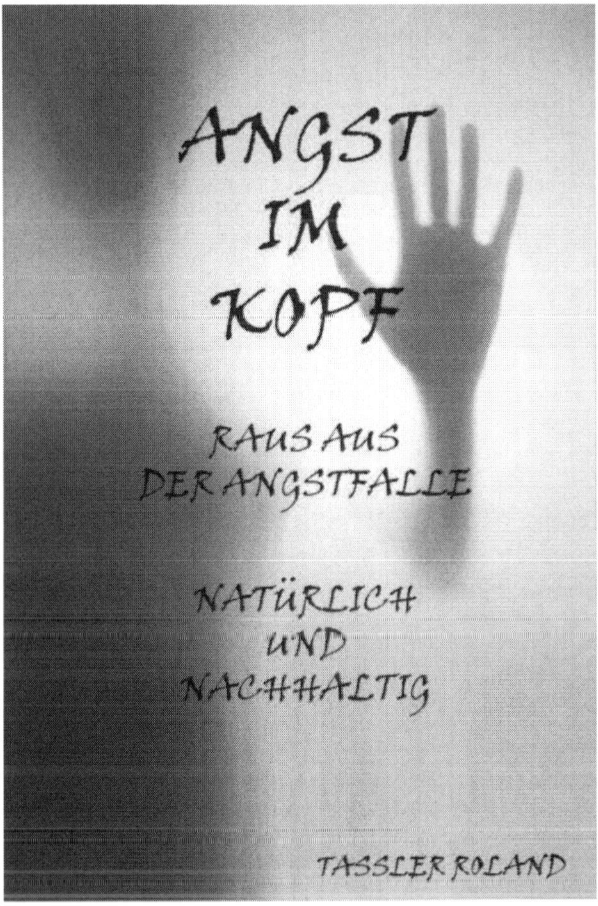

Mein drittes Buch, „***Angst im Kopf***", hat sich ebenfalls aus den Gesprächen und Beobachtungen meiner

Vortragsteilnehmer ergeben. Es ist, denke ich, das wichtigste Thema überhaupt. Die meisten Menschen scheitern überhaupt nur an der Angst. Sich nicht zu trauen etwas zu verändern kostet jedes Jahr unzähligen Menschen das Leben. Angst, Scham und Furcht sind die schlimmsten Erfolgskiller überhaupt. In diesem Buch erkläre ich, wie Angst uns lähmt und wie jeder aus der Angst kommen kann.

Kapitelübersicht

Kapitel 1 – Die Angst

Kapitel 2 – Die Furcht

Kapitel 3 – Der Scham

Kapitel 4 – Die Angst vor dem Leben

Kapitel 5 – Die Angst vor dem Tod

Kapitel 6 – Überwinden der Angst

Was ich heute mache

Inzwischen schreibe ich bereits an meinem vierten Buch. Mich drängt es buchstäblich mein Wissen und meine Erlebnisse und Erfolge mit so vielen Menschen zu teilen, wie möglich. Ich hoffe ich kann in irgendeiner konstruktiven Weise Menschen helfen ihre Ängste, Vorbehalte und falschen, fremdgesteuerten Glaubenssätze zu überwinden und sie motovieren beständig erfolgreich, gesund und glücklich zu sein und ihr WAHRES ICH zu finden.

Ich werde regelmäßig eingeladen Vorträge zu halten, bei denen ich mein Wissen gerne teile. Wenn du einen Vortrag organisieren und mich einladen möchtest um Menschen in deiner Umgebung zu helfen, freue ich mich über deine Kontaktaufnahme.

Wenn du Menschen kennst, denen dieses oder meine anderen Bücher helfen kann, empfehle mich gerne weiter.

Ich für mich werde weiter Fortschritt machen und anderen Menschen helfen, wo ich kann. Es hat sich in meinem Leben schon so viel verbessert und ich konnte mein einst von anderen und von mir aufgegebenes Leben wieder zurückerlangen. Dafür bin ich dankbar und spüre eine Verantwortung dies zu teilen.

Trage dich gerne auf meiner Webseite, www.masterplanzumerfolg.com, ein um auf dem Laufenden zu bleiben.

Ich wünsche dir von Herzen alles Gute, dass du deinen eigenen Weg findest und dir die Kraft holst ihn unbeirrt zu gehen.

Ganz liebe Grüße,

Dein Roland Tassler

Wo du mich findest

Webseite: www.masterplanzumerfolg.com

Facebook:
https://www.facebook.com/rolandtasslermasterplanzumerfo
lg/

E-Mail: roland@masterplanzumerfolg.com

Wohnort: Wien, Austria.

FOTOGALERIE

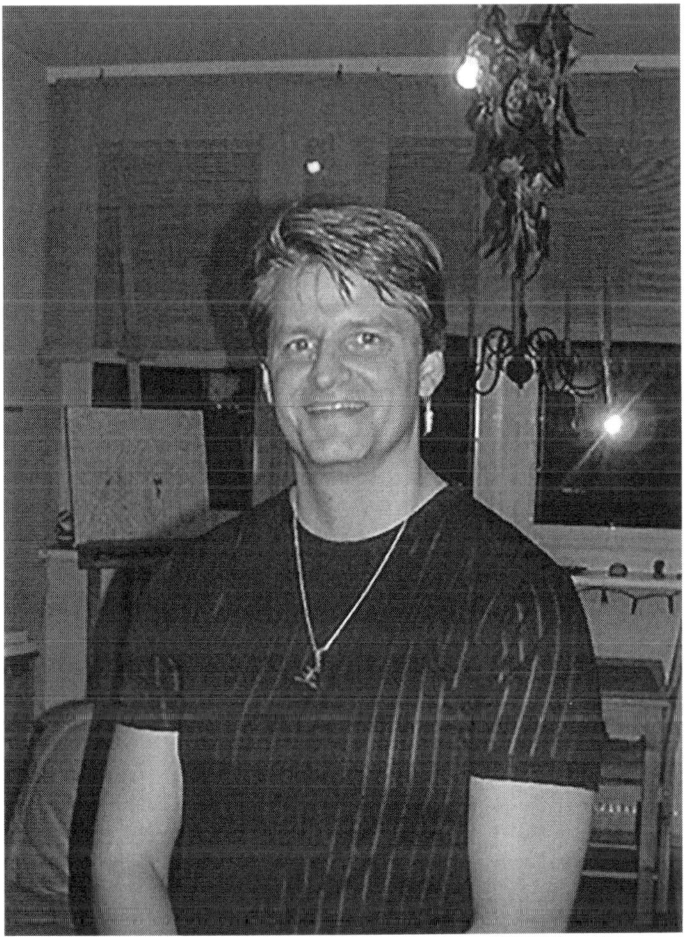

Foto 1: Mein erstes Leben als Junger, Gesunder

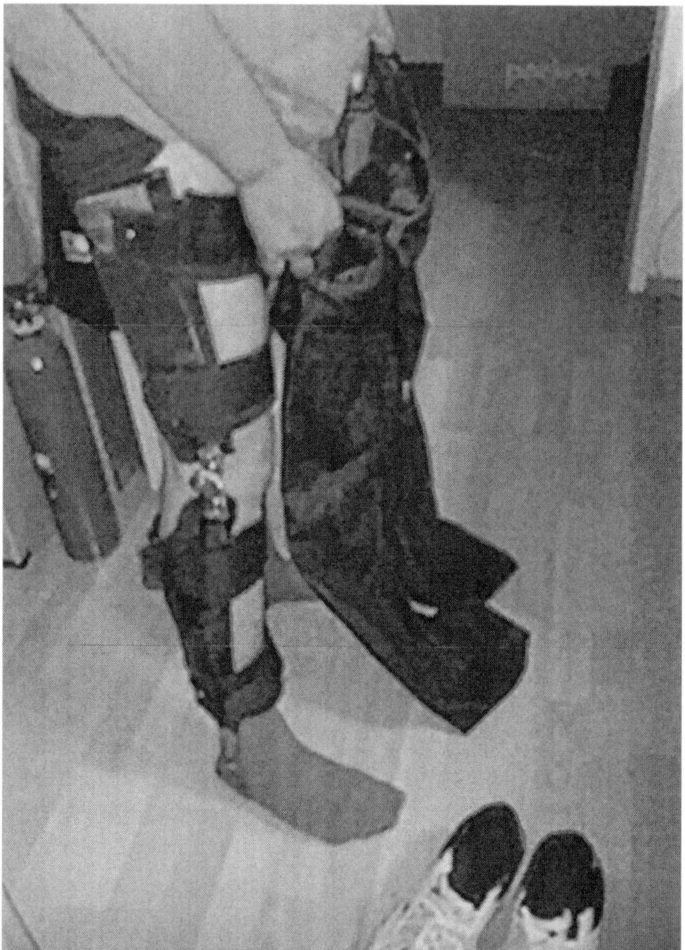

Foto 2: Beinschiene

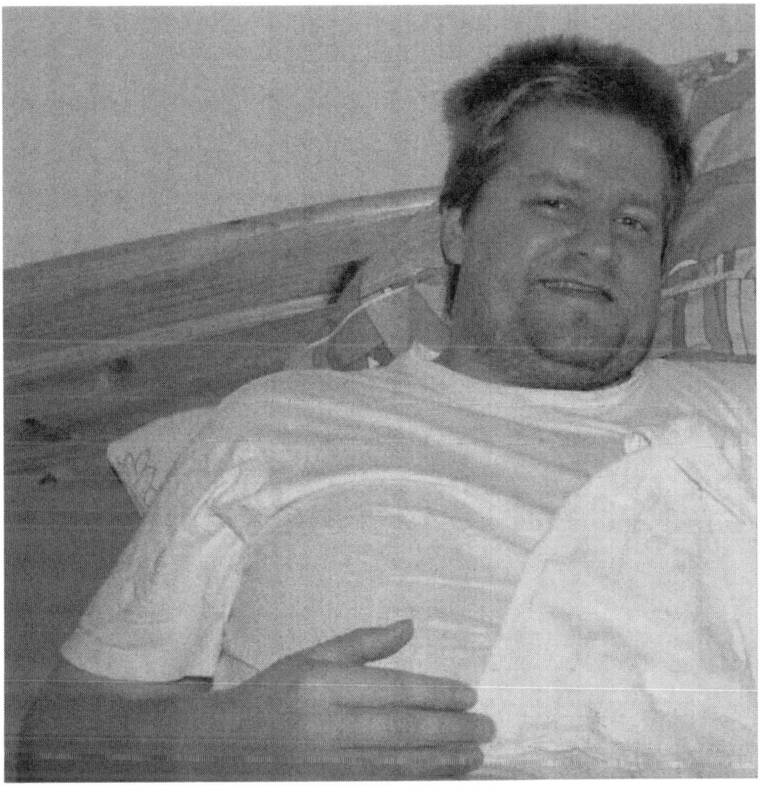

Foto 3: Bewusste Gewichtszunahme

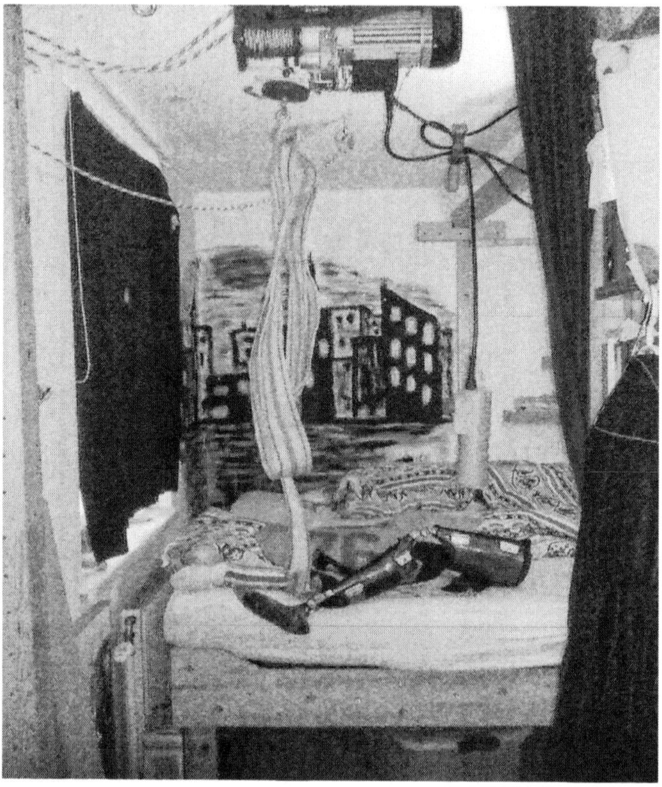

Foto 4A: Mein Liegeplatz mit Decken-Seilkran und Beinschiene

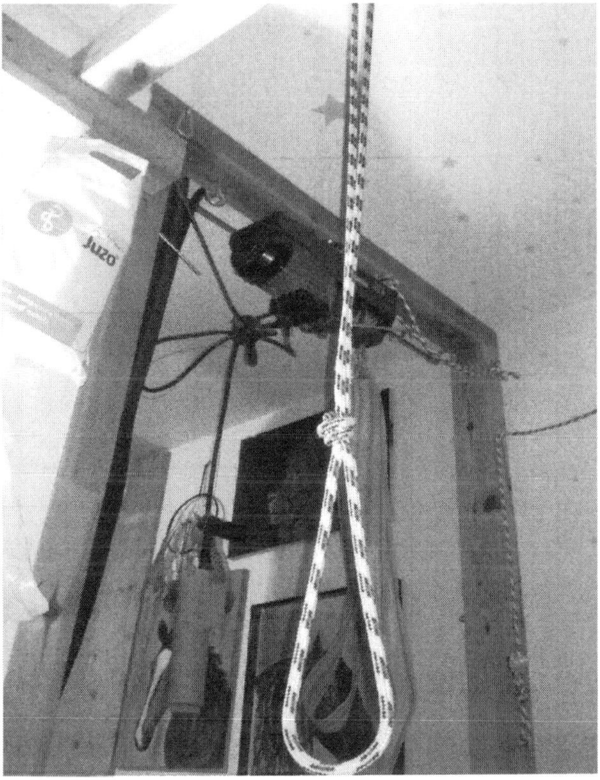

Foto 4B: Decken-Seilkran und Anziehschlaufe zum bewegen

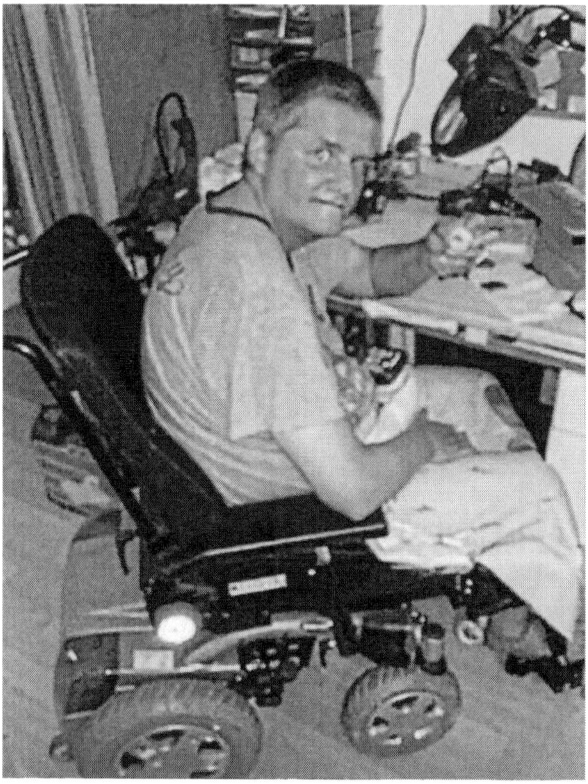

Foto 5: Mein „Wagerl" (Rollstuhl)

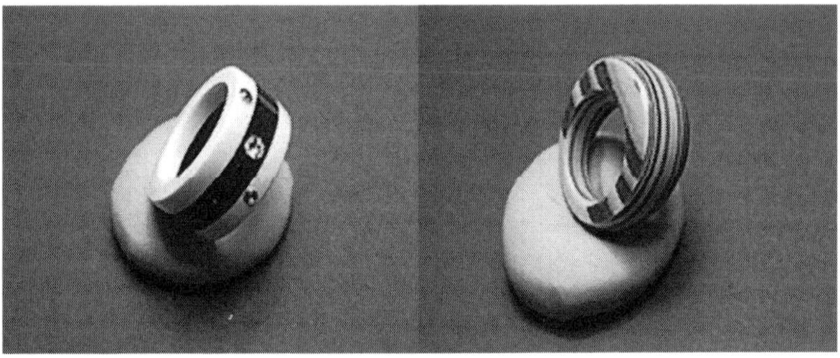

Foto 6: Meine selbst gebastelten Kunst-Papierringe

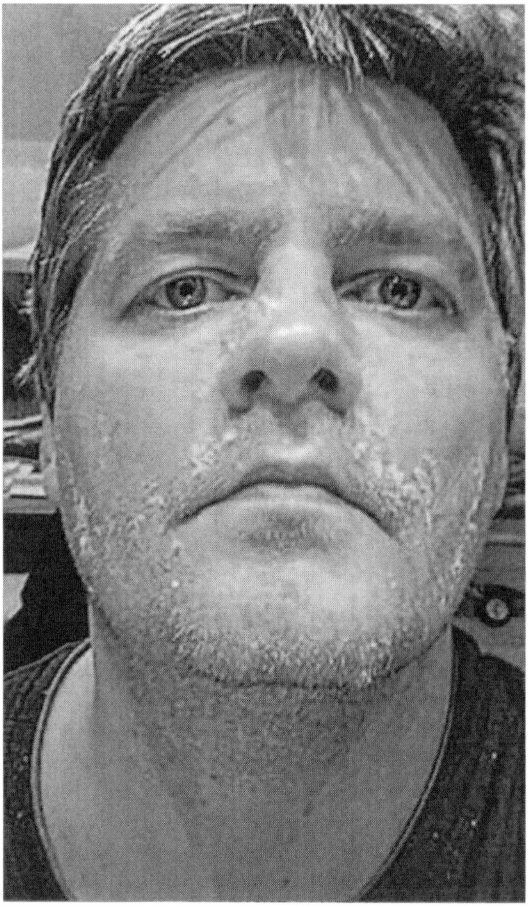

Foto 7: Schuppenflechte

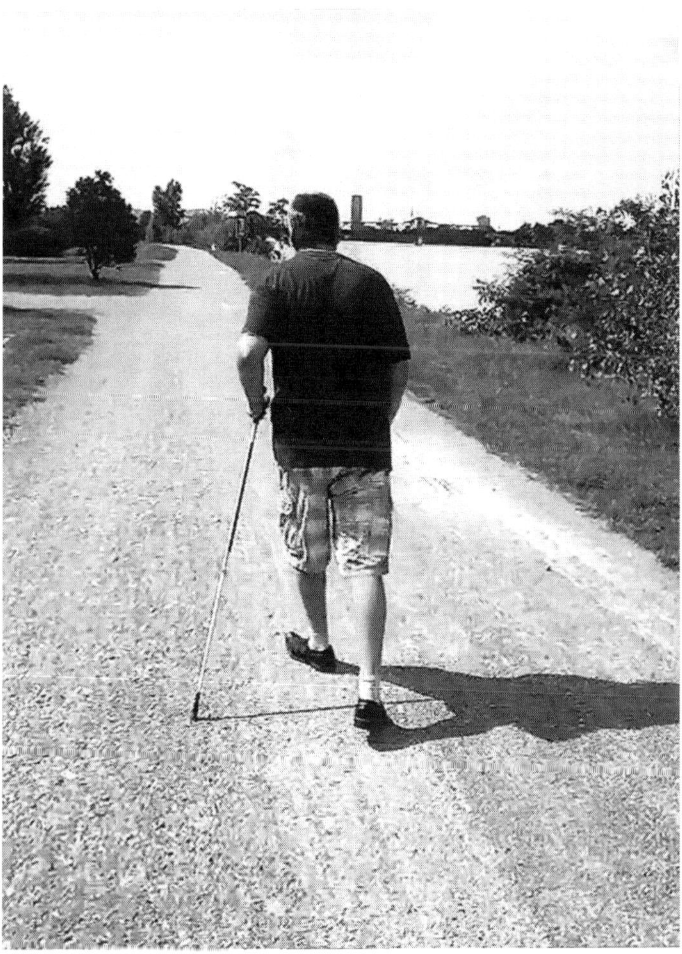

Foto 8A: Meine Trainings-Spaziergänge an der Donau
Langsam, aber sicher…

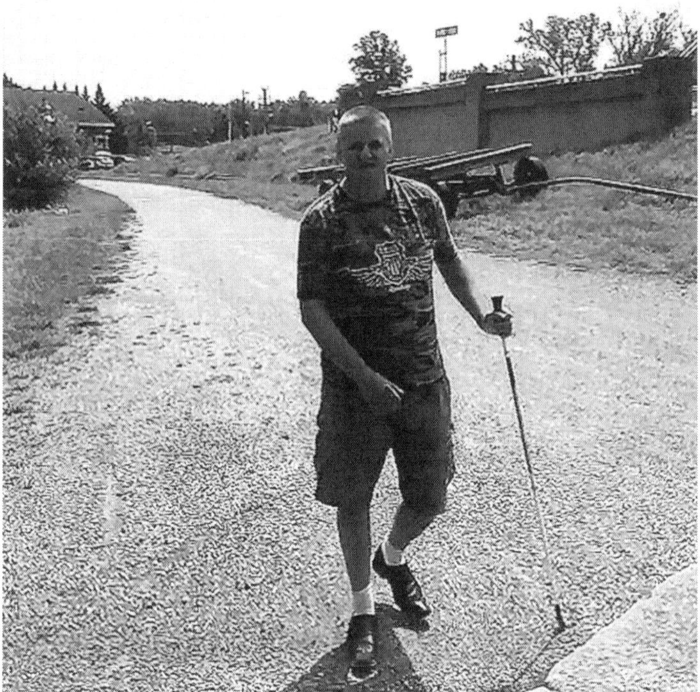

Foto 8B: Meine Trainings-Spaziergänge an der Donau Immer weiter…

BONUS RESSOURCEN

http://masterplanzumerfolg.com/bonus1/

Vielen Dank, dass du dieses Buch erworben hast. Als Bonus für Leser dieses Buches habe ich folgende Links zu zusätzlichen Ressourcen eingerichtet. Ich hoffe sie helfen dir auf deinem Weg.

Ich freue mich über alle konstruktiven Anregungen, Vorschläge und Fragen, die ich gegebenenfalls in zukünftigen Blog Artikeln oder weiteren Büchern beantworten kann.

Einige ausgewählte Bonus Ressourcen (Veränderungen vorbehalten)

- Hilfreiche Internet Links
- Must-Read Bücherliste für Jeden, besonders für MS-Kranke
- Arbeitsblatt und Anleitung, „***Dein Traum und die Ziele dahin***“ aus meinem Erfolgsprogramm
- Tagesablauf von Roland Tassler

- Diverse vor Ort Bonus Videos der Schauplätze des Buches – nur für Leser meiner Bücher

- Fotogalerie (inkl. Farbfotos in hoher Auflösung)

- Andere Ressourcen je nach Anfrage und Bedarf

http://masterplanzumerfolg.com/bonus1/

ENDNOTEN

[1] Präparat Tecfidera: „*Gierige Pharmafirma: So zockt sie Schwerkranke ab*", 30. April 2013, von Dani Müller und Christian Schürer, Auszug: „Zufällig entdecken Forscher, dass ein bewährter Wirkstoff gegen Schuppenflechte auch bei der schweren Krankheit Multiple Sklerose hilft. Der US-Konzern Biogen nützt dies aus und verlangt für ein neues Medikament mit altbewährtem Wirkstoff Tausende von Franken."
http://www.srf.ch/konsum/themen/gesundheit/gierige-pharmafirma-so-zockt-sie-schwerkranke-ab

[2] Wikipedia: Multiple Sklerose definiert:
https://de.wikipedia.org/wiki/Multiple_Sklerose

[3] Die Legende des Damoklesschwertes:
https://de.wikipedia.org/wiki/Damokles.

[4] Zitat aus aus dem Wissensmagazin scinexx.de über MS-Therapie mit dem Wirkstoff Inferon-Beta:
http://www.scinexx.de/wissen-aktuell-17563-2014-05-16.html

[5] Quelle: Pressetext.com, „*Diagnose: Tod durch Medikamenten-Nebenwirkungen*“, http://www.pressetext.com/news/19980417015 sowie http://www.quantum4harmonie.eu/diagnosetod.pdf

[6] Zitat adaptiert von Johann Wolfgang von Goethe, *Faust I*, (2038 f.). Das Originalzitat lautet: „*Grau, teurer Freund, ist alle Theorie, und grün des Lebens goldener Baum.*“, https://de.wikipedia.org/wiki/Faust._Eine_Trag%C3%B6die.

[7] Ich hatte die Multiple Sklerose Verlaufsform „progredient“. https://de.wikipedia.org/wiki/Multiple_Sklerose#Verlaufsformen

[8] Zum Medikament Fampyra, siehe auch Fampridin, https://de.wikipedia.org/wiki/Fampridin

[9] Jeremy May, Papierkünstler, http://littlefly.co.uk/

[10] Buch: „***Intelligente Zellen: Wie Erfahrungen unsere Gene steuern***“, von Bruce Lipton, Ph.D., http://www.amazon.com/Intelligente-Zellen-Erfahrungen-unsere-steuern/dp/3936862885

[11] Das Medikament unter dem Markennamen Lioresal enthält den Wirkstoff Baclofen, https://de.wikipedia.org/wiki/Baclofen

[12] Das Medikament Hydal ist ein stark wirkendes Opioid mit dem Wirkstoff Hydromorphon, ein Schmerzmittel also. https://de.wikipedia.org/wiki/Hydromorphon

[13] Fatigue-Syndrom, https://de.wikipedia.org/wiki/Fatigue-Syndrom

[14] DVD von Helmuth Matzner: "Unsere Rückkehr zur Gesundheit", http://helmuthmatzner.at/

[15] Buch: „***Grüne Nahrung. Heilende Kraft für Mensch und Erde***", von David Sandoval, http://www.amazon.de/Gr%C3%BCne-Nahrung-Heilende-Kraft-Mensch/dp/B018VUFGH2/ref=sr_1_3?ie=UTF8&qid=1462179175&sr=8-3&keywords=david+sandoval (Englischer Originaltitel: „*The Green Foods Bible – Could Green Plants Hold the Key to Our Survival?*")

[16] Buch: „***Hochdosiert: Die wundersamen Auswirkungen extrem hoher Dosen von Vitamin D3: das große Geheimnis, das Ihnen die Pharmaindustrie vorenthalten will***", von Jeff T. Bowles, http://www.amazon.de/Hochdosiert-wundersamen-

Auswirkungen-Pharmaindustrie-
vorenthalten/dp/3981409892/ref=sr_1_1?ie=UTF8&qid=1462182701&sr=8-1&keywords=vitamin+d+hochdosiert+buch

[17] YouTube Video über Dr. Cicero G. Coimbra, MD, aus Brasilien, der im März 2014 von Heilungsraten von bis zu 95 % mit hochdosiertem Vitamin D3 bei MS- und Autoimmunerkrankten berichtet. Video auf Italienisch mit englischen Untertiteln: https://www.youtube.com/watch?v=hOfO29rL-gI

[18] Buch: „***Gesund in sieben Tagen: Erfolge mit der Vitamin-D-Therapie***“, von Dr. med. Raimund von Helden, http://www.amazon.de/Gesund-sieben-Tagen-Erfolge-Vitamin-D-Therapie/dp/3939865125/ref=sr_1_1?ie=UTF8&qid=1462185414&sr=8-1&keywords=gesund+in+7+tagen+helden

[19] Buch: „***Wassertrinken wirkt Wunder: Erfolgsberichte von chronisch Kranken***“, von Dr. med. F. Badmanghelidj, http://www.amazon.de/Wassertrinken-wirkt-Wunder-Erfolgsberichte-chronisch/dp/3867311412. Dr. Badmanghelidj entdeckte die Heilwirkungen von Wasser, als er politischer Gefangener der islamischen Revolutionäre war und sein Leben dadurch retten konnte, indem er trotz mangelnder Medikamente andere Inhaftierte mit Wasser heilte und seine Erfolge schriftlich festhielt.

[20] Buch: „***Biotop Mensch – Liebe Deine Darmbakterien – Paradigmenwechsel in der Medizin***“, von Gunther Wolfgang Schneider, http://www.amazon.de/Biotop-Mensch-Darmbakterien-Paradigmenwechsel-Medizin/dp/B005G86ND4

[21] Bücher von Alice Miller: Alice Miller (1923-2010) war eine bekannte schweizerische Autorin und Psychotherapeutin, die allgemeinverständliche Werke über das Eltern-Kind-Verhältnis verfasste. Ihre Einsichten tragen sehr dazu bei sich selber besser zu verstehen. Unter ihren 10 deutschen Büchern war wohl „***Das Drama des begabten Kindes – und die Suche nach dem wahren Selbst***“ das Bekannteste. Eine Liste der Bücher ist bei Amazon unter den Autorenseiten zu finden: http://www.amazon.de/Alice-Miller/e/B000APM0AI/ref=sr_ntt_srch_lnk_1?qid=1462381613&sr=8-1

[22] Albert Einstein entdeckte im Rahmen des Naturgesetzes der Relativitätstheorie die Äquivalenz von Masse und Energie. Das bedeutet u.a., dass Energie Materie ist und nicht verschwinden kann. Siehe: https://de.wikipedia.org/wiki/%C3%84quivalenz_von_Masse_und_Energie

DANKSAGUNG

Als Mensch bin ich wahrlich gesegnet mit echten Freunden, die trotz meiner Krankheit immer zu mir gestanden sind. Zu diesen Menschen gehören Gabriel (Gabor) und Gabriela (Gabi). Diese zwei Freunde ermöglichten es mir, wieder am Leben teilzunehmen. Ohne ihre Hilfe wäre ich immer noch auf den kleinen Radius rund um mein Zuhause gebunden. In eurer Gegenwart kann man sich nur wohlfühlen. Ihr vermittelt Verständnis, Achtung und Wertschätzung wie man sie selten findet. Danke meine „Gabis“, die letzten 22 Jahre mit euch waren eine großartige Zeit, und ich fühle mich geehrt sie mit euch verbracht haben zu dürfen. Ich bin so froh, dass ich dich, lieber Gabor, vor 22 Jahren direkt angesprochen und dir gesagt habe: „Dich muss ich kennenlernen, weil du eine so gute Ausstrahlung hast.“ Als ich dann noch deine Gabi kennenlernte, wusste ich, dass ihr beide etwas ganz Besonderes seid.

Die nächste wertvolle Person in meinem Umfeld ist Christine Waschulin. Zwanzig Jahre lang hast du den Gesprächen mit mir etwas sehr Wertvolles gegeben. Für mich bist du Muse und Vorbild gleichermaßen. Du bist unwissentlich, aber dennoch maßgeblich an der Entstehungsgeschichte dieses Buches beteiligt. Eine Freundin wie dich kann sich nur jeder wünschen. Schön, dass du zu meinem Leben gehörst!

Danke auch an Luise Mayerhofer. Deine Ausdauer und Hartnäckigkeit sind bewundernswert. Ich habe durch dich vieles gelernt und bin froh, dass wir schon 27 Jahre lang Freunde sind. Du bist und warst immer etwas Besonderes für mich.

Danke an meinen Mentor, Helmuth Matzner, dass du mich so selbstlos unterstützt und mir die Möglichkeit gegeben hast meine Krankheit zu mildern. Du hast an mich geglaubt und mir die Kraft gegeben wieder an mich selber zu glauben. Dein großes Wissen half mir über mich selbst hinauszuwachsen und einen neuen, besseren Weg zu gehen. Ich kann nun wieder am sozialen Leben teilnehmen, und meine Lebensqualität hat sich sehr verbessert. Menschen wie dir ist es zu verdanken, dass Menschen wie ich wieder Hoffnung und die Möglichkeit auf ein besseres Leben haben. Lass dich nicht unterkriegen und mach weiter so.

Das Beste kommt zum Schluss. Liebe Petra, vielen Dank, dass du in meiner schlimmsten Zeit immer zu mir gestanden bist. Du bist nicht nur meine Lebenspartnerin, sondern auch Stütze und Halt. Du gehörst zu den besonderen Menschen, die keine Angst haben, mit einem Kranken zu leben. Du hast dich für ein Leben mit mir entschieden, obwohl ich schon gezeichnet war von meiner Krankheit. Du bist mein Stern am Nachthimmel. Schön, dass es dich gibt, mein Schatz! Manches kann man mit Worten nicht ausdrücken, aber ich kann dich an mich drücken.

ÜBER ROLAND TASSLER

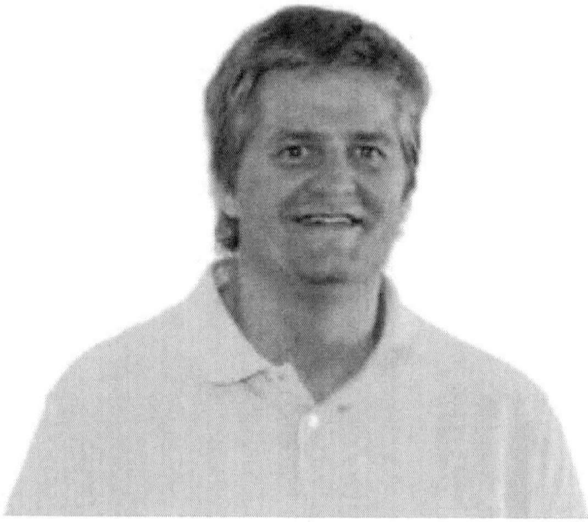

2014 begann ich, Roland Tassler, mein Leben neu zu ordnen. Die Autoimmunerkrankung Multiple Sklerose zwang mich dazu, neue Wege zu gehen, die weit abseits der Schulmedizin waren. Mit viel Mut und Selbstvertrauen schaffte ich es meine Krankheit so wesentlich zu verbessern, dass ich es in diesem ersten Buch, „*Mein drittes Leben*“, niederschrieb.

Meine Ausgangssituation war: **„Schwere Lähmungen und dadurch bettlägeriger Pflegefall mit 24-Stunden Hilfe“**. Dieser körperliche Teil war aber nur ein Aspekt des großen Ganzen.

Was sich bei mir im Kopf abspielte, war mindestens genauso kritisch. Deshalb schrieb ich weitere Bücher, wie „*Masterplan zum Erfolg*“ oder „*Angst im Kopf*“. Auch diese Bücher sind für alle Menschen geeignet, denen nur ein Plan fehlt ihr Ziel zu erreichen oder Ängste zu überwinden. Nach meiner Genesung war mein Leitgedanke Menschen zu helfen und ihnen die Angst vor der Zukunft zu nehmen.

Ich übernahm die Verantwortung für mein Leben und wurde mit einem neuen „dritten Leben“ belohnt. Heute gehe und stehe ich wieder auf meinen eigenen Beinen und halte Vorträge darüber, was ein Mensch alles leisten und erreichen kann.

Ich begriff, dass erst mit der richtigen Einstellung alles möglich ist. Die notwendige Motivation schöpfte ich aus meinen körperlichen Erfolgen, die ich täglich erlebte. Dabei verlernte ich nie zu träumen und setzte mir ständig neue Ziele.

Durch diese Selbsterfahrung lernte ich auch andere Menschen zu motivieren. Dieses Wissen zur Motivation, richtiger Zielsetzung und Traumfindung gebe ich ebenso mit meinen Büchern weiter wie einen Ausweg aus der Angstfalle oder den Mut neue Erfolgswege zu wagen.

Weitere Informationen findest Du auf meiner Webseite:

www.masterplanzumerfolg.com

IMPRESSUM

Roland Tassler

Rosa Jochmannring 3/15/18

A-1110 Wien, Austria

+43 699 1357 2720

roland@masterplanzumerfolg.com

www.masterplanzumerfolg.com

Überarbeitete Neuausgabe 2.2

ISBN-13: 978-1533341198, Amazon CreateSpace

ISBN-10: 1533341192, Amazon CreateSpace

Covergestaltung: Daniel Schenk, Roland Tassler, Fiverr.com

Cover Foto: www.pixabay.com

Sonstige Fotos: Roland Tassler, Daniel Schenk, Jochen Russmann

Lektorat/Editor: Daniel Schenk

Abhängig vom eingesetzten Lesegerät kann es zu unterschiedlichen Darstellungen des Textes kommen.

Haftungsausschluss: Dieses Buch ist konzipiert Informationen in Bezug auf den behandelnden Gegenstand zur Verfügung zu stellen. Es ist der Zweck dieses Buchs zu bilden, motivieren und zu unterhalten. Weder der Autor noch irgendeine HändlerIn oder ImporteurIn haftet gegenüber der Käuferin oder dem Käufer oder irgendeiner anderen Person oder Gesellschaft in Bezug auf irgendeine Haftung, Verluste oder Schäden, die direkt oder indirekt von diesem Buch verursacht oder angeblich verursacht wurden.

8207926R00111

Printed in Germany
by Amazon Distribution
GmbH, Leipzig